La santé sexuelle de l'homme

La santé sexuelle de l'homme

RÉDIGÉ PAR COLETTE PELLERIN

SOUS LA DIRECTION DU DR MICHAEL McCORMACK

PRÉFACE DE GUY LAFLEUR

ROGERS

Catalogage avant publication de la Bibliothèque nationale du Canada

Vedette principale au titre:

La santé sexuelle de l'homme

ISBN 2-922260-09-7

1. Troubles sexuels. 2. Organes génitaux mâles - Maladies. 3. Hommes - Santé et hygiène.
4. Impuissance sexuelle. I. McCormack, Michael, 1953- .

RC875.S26 2003 616.6'9 C2003-940723-3

Conception graphique : Dino Peressini

Photo de la couverture : François LeClair

Illustrations : Frank Renzo

1001, boul. de Maisonneuve Ouest, 10e étage

Montréal (Québec) H3A 3E1

Tél. : (514) 843-2542 ; fax : (514) 845-2063

Courriel : mhlivre@lactualite.com

Dépôt légal : 2e trimestre

Bibliothèque nationale du Québec, 2003

Bibliothèque nationale du Canada, 2003

Pfizer
Notre passion, la vie

La publication de cet ouvrage a été rendue possible grâce à une contribution inconditionnelle à visée éducative de Pfizer Canada inc.

Imprimé au Canada

ONT COLLABORÉ À CET OUVRAGE :

Dr Pierre Alarie

Médecin de famille, directeur de l'Unité de dysfonction sexuelle
du Centre hospitalier universitaire de Montréal (CHUM),
professeur adjoint au département de médecine familiale
de la faculté de médecine de l'Université de Montréal

Dr François Bénard

Urologue spécialisé en andrologie
au Centre hospitalier universitaire de Montréal (CHUM),
professeur agrégé de clinique au département de chirurgie
de la faculté de médecine de l'Université de Montréal

Dr Hélène Dugré

Médecin de famille, psychologue clinicienne, spécialisée en médecine sexuelle
à l'Unité de dysfonction sexuelle du Centre hospitalier universitaire de Montréal (CHUM),
chargée d'enseignement clinique aux départements de médecine familiale
des facultés de médecine des universités de Montréal et de Sherbrooke

M. Michel Goulet

Sexologue-clinicien à l'Unité de dysfonction sexuelle
du Centre hospitalier universitaire de Montréal (CHUM),
professeur au département de sexologie de l'Université du Québec à Montréal

Dr Michael McCormack

Urologue au Centre hospitalier universitaire de Montréal (CHUM),
professeur adjoint au département de chirurgie
de la faculté de médecine de l'Université de Montréal

Dr Luc Valiquette

Urologue au Centre hospitalier universitaire de Montréal (CHUM), professeur titulaire
au département de chirurgie de la faculté de médecine de l'Université de Montréal

CHEZ LE MÊME ÉDITEUR

Dr Jean-Louis Chiasson et coll.
Connaître son diabète... pour mieux vivre ! 3e édition (2001)

Dr André-H. Dandavino et coll.
Guide familial des symptômes (1999)

Dr André-H. Dandavino et coll.
Guide familial des maladies (2000)

Dr Jacques Boulay
Guide bilingue des abréviations médicales, 3e édition (1998)

Table des matières

CHAPITRE 4

CHEZ LE MÉDECIN

CHAPITRE 5

LE TRAITEMENT DU DYSFONCTIONNEMENT ÉRECTILE

CHAPITRE 6

LE TRAITEMENT DES AUTRES TROUBLES SEXUELS

CHAPITRE 7

CHEZ LE SEXOLOGUE

Préface

Lorsque j'ai été approché pour parler des troubles sexuels chez l'homme, j'ai tout d'abord hésité parce que le sujet était encore tabou. Puis j'ai découvert que le dysfonctionnement érectile affecte un Canadien sur trois ! Je suis heureux d'ouvrir la discussion sur le sujet et ainsi aider les hommes à comprendre l'importance des problèmes liés aux troubles sexuels.

Au cours de la dernière année, je me suis entretenu avec des centaines d'hommes partout dans le pays qui m'ont dit ne pas aller régulièrement voir leur médecin, mais ne le consulter que lorsqu'ils sont très malades.

Ainsi, des problèmes sexuels peuvent demeurer longtemps sans diagnostic simplement parce que les hommes sont mal à l'aise pour en parler ouvertement à leur médecin. Pourtant, le dépistage du dysfonctionnement érectile, par exemple, peut aider à identifier et à traiter les problèmes de santé plus graves qui peuvent y être associés, tels que le diabète, les problèmes de prostate et les maladies cardiaques.

Dans les faits, 75 % des hommes qui ont reçu un diagnostic de dysfonctionnement érectile souffrent également d'une affection médicale non traitée qui lui est directement associée. Cependant, comme la plupart des hommes hésitent à aborder ce sujet, les difficultés érectiles ne sont diagnostiquées que chez 15 % des Canadiens concernés et ceux qui se décident à demander de l'aide pour régler ce problème attendent en moyenne trois à cinq ans avant de le faire.

En tant qu'hommes, nous nous devons d'être proactifs face à la question des troubles sexuels et de notre santé en général. Des examens annuels et une communication ouverte avec un médecin sont des éléments-clés qui contribuent à maintenir une bonne santé.

Je suis très fier d'aider à sensibiliser les hommes à l'importance du traitement des troubles sexuels et de leur faire prendre conscience que c'est un problème de santé dont ils devraient discuter ouvertement avec leur médecin. J'espère que ce livre encouragera encore plus d'hommes à s'occuper de leur santé.

Guy Lafleur

Avant-propos

La santé sexuelle de l'homme... voilà un sujet d'actualité ! Depuis quelques années – surtout depuis que le sildénafil (Viagra) trône fièrement sur les tablettes des pharmacies –, on aborde de façon plus ouverte et décontractée les problèmes d'érection, d'éjaculation précoce, d'anxiété de performance, de baisse de libido, etc. De nombreuses émissions de télévision ou de radio ainsi qu'un nombre incalculable d'articles de presse et de sites Web se penchent sur le sujet. Cependant, si l'information foisonne, les ouvrages qui font le tour de la question restent encore assez rares.

C'est ce que propose ce livre. Basé sur des entrevues d'experts – des médecins et un sexologue du Centre hospitalier de l'Université de Montréal (CHUM) –, il fait le tour des principaux problèmes liés à la sexualité masculine dans un langage clair et accessible, et il aide le lecteur (et la lectrice...) à trouver des renseignements pertinents sur l'évaluation, le diagnostic et le traitement des troubles sexuels les plus courants.

Qui dois-je consulter pour mon problème d'érection ? Un médecin de famille, un spécialiste, un sexologue ? Quelle sorte d'examen devrais-je subir ? À qui prescrit-on du Viagra ? Y a-t-il des précautions à prendre avec ce médicament ? Y a-t-il des solutions de rechange ? Comment la thérapie sexuelle peut-elle aider à régler les problèmes d'éjaculation précoce ? Que puis-je faire pour me débarrasser de mon anxiété de performance ? Est-il normal d'éprouver des baisses de désir avec la personne qu'on aime ?

Les chapitres qui suivent répondent à toutes ces questions et à bien davantage. Ce livre a été écrit dans le but d'aider tous les hommes – et tous les couples – à démystifier, voire démythifier les problèmes sexuels masculins et à leur trouver une solution satisfaisante. Et le fait que vous soyez en train de lire ces premières lignes indique que vous êtes déjà sur la bonne voie...

Dr Serge Carrier
Urologue
Professeur adjoint de chirurgie
Université McGill

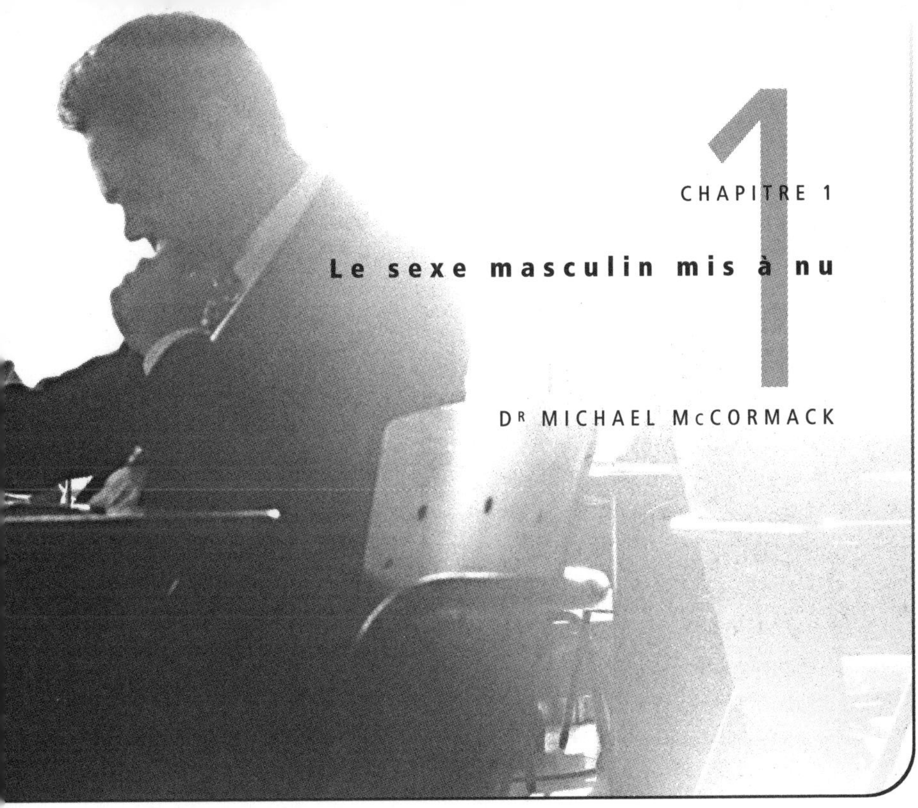

CHAPITRE 1

Le sexe masculin mis à nu

Dr MICHAEL McCORMACK

L'IMPORTANCE DE LA VIE SEXUELLE

Faire l'amour est important pour la plupart des gens. Au-delà de la jouissance physique, l'activité sexuelle est une puissante source d'estime de soi et d'épanouissement (impression de se sentir attirant, d'avoir une certaine valeur et d'être pleinement en possession de son corps d'homme ou de femme). À ce titre, la sexualité, qui peut prendre différentes formes, est bénéfique à l'équilibre personnel.

Dans un couple, la sexualité est la forme d'expression la plus intime pour dire « je t'aime », « je te désire » à son ou à sa partenaire. Idéalement, la relation sexuelle est synonyme de communication, d'harmonie et de bonheur partagé. Cela devrait donc faire partie intégrante de la dynamique de chaque couple, d'autant plus qu'on considère souvent la sexualité comme le « baromètre » de la solidité d'une union.

Alors, lorsque survient une difficulté d'ordre sexuel, c'est toute une série de certitudes qui risque d'être ébranlée : l'image de soi, l'entente dans le couple, la satisfaction personnelle dans la vie quotidienne, etc. C'est peut-être même davantage marqué chez l'homme, pour qui la virilité et la performance sont des notions fondamentales pour définir son image dans la société. En plus de s'inquiéter de son état de santé, un homme aux prises avec un trouble sexuel peut fort bien se sentir diminué, incapable, « fini »...

Les statistiques montrent que les troubles sexuels masculins sont très répandus. Heureusement, les connaissances sur le sujet ont beaucoup évolué depuis le début des années 1980, époque où l'on croyait que presque toutes les difficultés se situaient « entre les deux oreilles ». Par exemple, on ne connaissait pas encore avec précision le mécanisme de l'érection et on croyait que le dysfonctionnement érectile était d'ordre psychologique dans la plupart des cas. Désormais, les médecins savent que, bien souvent, des problèmes de santé physique en sont responsables. Ces découvertes ont aidé les hommes à sortir de leur coquille et à parler plus ouvertement de leur vie sexuelle.

Les scientifiques continuent de s'intéresser à la santé sexuelle de l'homme, car il leur reste encore beaucoup à apprendre dans ce domaine. Sans compter que la prévalence des troubles sexuels augmentera sans doute avec le vieillissement de la population et l'espérance de vie qui ne cesse de s'allonger. Et c'est sans compter aussi que la plupart des hommes et des femmes s'attendent à pouvoir avoir des relations amoureuses normales jusqu'à un âge avancé.

ILS SONT FOUS, CES ROMAINS !

Le mot testicule vient du latin *testis,* qui signifie « témoin ». En effet, les anciens Romains mettaient la main sur leurs testicules pour prêter serment (plutôt que de la poser sur la Bible comme on le fait de nos jours).

Le fait que les femmes n'aient pas de testicules ne posait pas de problème puisque les Romaines n'étaient pas considérées comme aptes à prêter serment !

Depuis l'apparition du sildénafil (Viagra), on parle plus facilement de la vie sexuelle des gens qui vieillissent, laquelle a toujours été un peu taboue dans nos sociétés.

Pour en savoir plus sur leur sexualité, la compagnie pharmaceutique Pfizer inc. a mené une vaste étude dans 29 pays. Elle a interviewé 26 000 personnes, hommes et femmes, âgés de 40 à 80 ans (1000 Canadiennes et Canadiens y ont participé). Les résultats ont été publiés en 2002.

On a entre autres appris que, dans ce groupe d'âge :

- 83 % des hommes et 63 % des femmes considèrent que le sexe tient une place importante dans leur vie ;
- 40 % des femmes estiment que les capacités de leur conjoint ne diminuent pas avec l'âge ;
- 31 % des hommes sont aussi de cet avis ;
- 82 % des hommes et 64 % des femmes ont eu des relations sexuelles au cours de l'année (73 % chez les participantes et les participants canadiens) ;
- 57 % des hommes et 51 % des femmes ont fait l'amour de une à six fois par semaine.

DE QUOI LE SPERME EST-IL FAIT ?

Bien que l'on trouve de 20 à 100 millions de spermatozoïdes dans un éjaculat moyen, ils ne représentent qu'environ 1 % du volume total du sperme. Le sperme est composé à 99 % de substances provenant de la prostate et des vésicules séminales.

Certaines de ces substances ont pour fonction de réduire l'acidité des sécrétions vaginales afin que celles-ci ne détruisent pas les spermatozoïdes. Le sperme renferme aussi des acides aminés et de grandes quantités de fructose – un sucre –, qui constituent une source d'énergie pour les spermatozoïdes. On y trouve aussi de la prostaglandine. Lorsque cette substance chimique se retrouve dans le vagin, elle provoque des contractions musculaires qui facilitent le mouvement du sperme vers le fond de l'utérus.

ANATOMIE DE L'APPAREIL GÉNITAL DE L'HOMME

Les organes génitaux et reproducteurs masculins sont les principaux caractères sexuels de l'homme. Ils sont principalement formés des testicules, des épididymes, de la prostate, des vésicules séminales, d'une série de canaux et, bien sûr, du pénis.

Les testicules sont deux organes ovales qui fabriquent les spermatozoïdes. Ils sont situés au bas du ventre et ils sont enfermés dans une sorte de sac, le scrotum. Cette position – à l'extérieur de l'abdomen – leur permet de rester à une température légèrement inférieure à celle du corps (environ 3 °C de moins), ce qui est une condition essentielle à la production de spermatozoïdes viables. En plus de « fabriquer » des spermatozoïdes, les testicules produisent 95 % de la testostérone (le reste provient des glandes surrénales). La testostérone est une hormone qui joue un rôle important dans le développement et le maintien des fonctions sexuelles de l'homme.

Les épididymes sont des canaux fins et allongés dont la fonction est de stocker les spermatozoïdes. Ces canaux se trouvent dans le

ANATOMIE DU PÉNIS

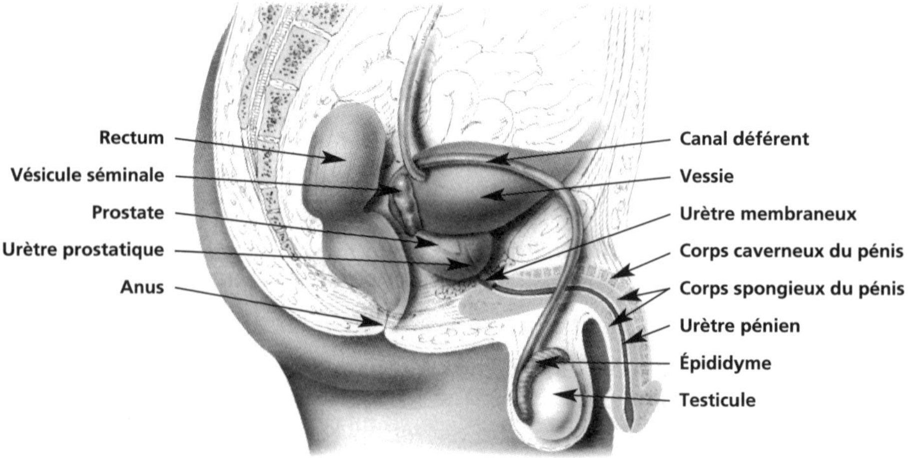

Reproduit avec la permission des Laboratoires Abbott Ltée

scrotum, le long de chaque testicule. Les spermatozoïdes demeurent dans les épididymes jusqu'au moment de l'éjaculation.

Lors de l'éjaculation, les spermatozoïdes quittent les épididymes par le canal déférent. À mi-chemin, ils se mêlent au sperme, qui est sécrété par la prostate et les vésicules séminales (*voir l'encadré intitulé « De quoi le sperme est-il fait ? » page 19*). La prostate est une glande qui est placée en dessous de la vessie ; elle est de la taille d'une balle de golf. Les vésicules séminales ressemblent à de petites poches ; elles sont juxtaposées à la prostate. Le sperme traverse ensuite les canaux éjaculateurs pour finalement passer dans l'urètre et être expulsé par le pénis.

Le pénis (alias verge, phallus) est formé de trois cylindres parallèles de tissus spongieux. Deux de ces cylindres sont appelés les corps caverneux et le troisième, le corps spongieux. Chacun est rempli de tissus contenant des cavités irrégulières (comme les cavités d'une éponge). L'extrémité du pénis est le gland. Tout au bout se trouve le méat urinaire, l'orifice par lequel sont expulsés l'urine et le sperme.

L'ÉRECTION, QUELLE MERVEILLEUSE MÉCANIQUE !

Le mécanisme de l'érection est fort complexe, mais essayons d'en faire une description aussi simple et claire que possible. Précisons d'abord que si l'érection dépend de plusieurs facteurs, la volonté n'a rien à y voir. Et, contrairement aux idées reçues, tout ne se passe pas en dessous de la ceinture !

UN OS DANS LE PÉNIS ?

Drôle de question, direz-vous ! Pourtant, sachez que, chez la plupart des mammifères, le pénis contient un os. Cet os – le baculum – a pour fonction de raidir le pénis. Seuls les êtres humains, les baleines et les ongulés (les animaux dont les pattes se terminent par des sabots) font exception.

En fait, l'érection résulte d'un processus parfaitement équilibré où interviennent le cerveau, les vaisseaux sanguins, les nerfs et les hormones (surtout la testostérone).

Lors de l'excitation sexuelle (caresses des organes génitaux, fantasmes, stimulation visuelle), le cerveau déclenche une série de réactions qui font en sorte que les nerfs du pénis favorisent la libération de substances chimiques (des neurotransmetteurs) qui provoquent la dilatation des vaisseaux sanguins péniens. Cette

TROIS AUTRES TYPES D'ÉRECTION

À part l'érection qui résulte du désir sexuel, trois autres types d'érection peuvent se produire chez l'homme.

- **L'érection réflexe survient sans aucune stimulation sexuelle, de façon involontaire et incontrôlable. C'est l'érection qui se produit parfois chez les bébés et les enfants. Chez les adultes, le frottement des sous-vêtements ou même la simple vibration dans un véhicule peuvent provoquer une érection réflexe. Certains blessés médullaires – des hommes qui ont eu une lésion à la moelle épinière – peuvent aussi avoir de telles érections. En effet, l'érection réflexe ne dépend pas du cerveau, mais d'un centre sensoriel qui se trouve au bas de la colonne vertébrale et qui, parfois, n'est pas affecté par la blessure.**
- **L'érection psychogène se produit lorsque l'homme a des pensées sexuelles. C'est celle qui survient quand il regarde un film érotique, quand il pense amoureusement à son ou sa partenaire ou quand il a des fantasmes, par exemple.**
- **L'érection nocturne est encore mal connue, mais on sait que les hommes en bonne santé, quel que soit leur âge, en ont trois ou quatre par nuit en moyenne, chacune pouvant durer environ une demi-heure.**

dilatation permet au pénis de se remplir de sang. À mesure que les corps caverneux et spongieux se remplissent, les veines qui drainent normalement le pénis sont comprimées. Ainsi, la majeure partie du sang qui entre dans le pénis n'en ressort plus. C'est cet engorgement qui provoque l'érection. Après l'éjaculation, le sang accumulé quitte le pénis, qui redevient alors flasque et qui reprend sa taille normale.

Il est intéressant de noter que, lors de l'éjaculation, le système nerveux coordonne la fermeture du passage entre l'urètre et la vessie, ce qui empêche le sperme de se mélanger à l'urine et vice versa.

COUPE DU PÉNIS ET CIRCULATION SANGUINE

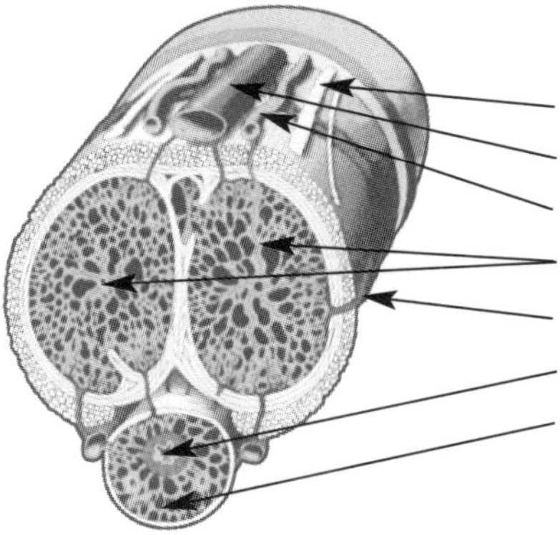

■ TESTOSTÉRONE N'EST PAS SYNONYME DE LIBIDO

La testostérone est la principale hormone masculine (ou androgène). Elle est présente dès le développement de l'embryon mâle, mais elle est plus ou moins active jusqu'à la puberté. À ce stade, c'est elle qui donne notamment aux jeunes hommes leur voix grave, qui fait pousser leurs poils, développe leurs muscles et amène leurs testicules à maturité.

Elle est aussi essentielle à l'activité amoureuse. En effet, son action principale chez l'homme adulte est d'accroître l'appétit sexuel.

Sa quantité dans l'organisme aura donc une influence sur la libido : un homme qui n'aurait pas de testostérone aurait presque toujours un intérêt très faible – voire inexistant – pour « la chose ».

« Mais, attention ! Testostérone n'est pas synonyme de libido ! L'intérêt sexuel dépend de multiples autres facteurs : l'éducation, l'âge, la personnalité de l'homme, celle de la partenaire, la situation du couple, etc. En fait, tout ce qui compose la vie d'un homme peut avoir une incidence sur son désir. Les hormones ne sont pas tout ! », souligne le Dr McCormack. Nous reparlerons plus loin de la testostérone lorsque nous aborderons la question de l'andropause (*Cf. Chapitre 2*).

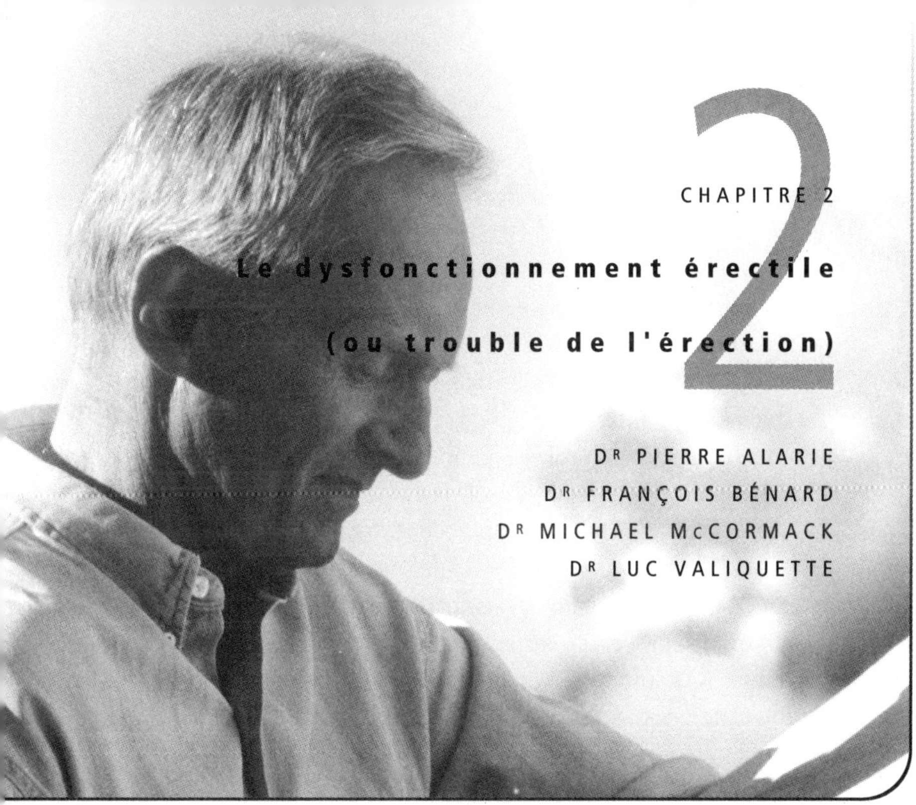

CHAPITRE 2

Le dysfonctionnement érectile (ou trouble de l'érection)

DR PIERRE ALARIE
DR FRANÇOIS BÉNARD
DR MICHAEL McCORMACK
DR LUC VALIQUETTE

DE QUOI S'AGIT-IL AU JUSTE ?

Le dysfonctionnement érectile (ou trouble de l'érection) se définit comme une incapacité persistante d'avoir ou de maintenir une érection permettant une activité sexuelle satisfaisante. Il importe de signaler que le terme « impuissance » a été mis à l'index, étant péjoratif et trop dégradant pour l'homme. Le dysfonctionnement érectile se manifeste ainsi :

- Incapacité ou difficulté d'érection ;
- Érection qui n'est pas assez ferme pour permettre la pénétration ;
- Incapacité de maintenir l'érection après la pénétration ;
- Incapacité de maintenir l'érection assez longtemps pour atteindre l'orgasme.

Ce trouble est très fréquent. Selon la Massachusetts Male Aging Study (MMAS) (*voir encadré page 26*), il se produit chez 52 % des hommes de 40 à 70 ans. Il survient parfois chez les hommes plus jeunes, mais c'est plus rare et il n'y a pas vraiment de statistiques à ce sujet. Bien sûr, on ne parle pas de dysfonctionnement dans le cas d'une défaillance isolée (comme cela peut arriver après une dure journée de travail, par exemple).

« Selon les lignes directrices cliniques, le trouble doit durer depuis au moins trois mois pour qu'on puisse poser un diagnostic de dysfonctionnement érectile. Cependant, un homme n'est pas obligé d'attendre aussi longtemps avant de consulter son médecin ! Il doit prendre rendez-vous dès que ce problème l'inquiète », tient à souligner le Dr McCormack.

Un homme qui n'est pas capable de pratiquer une pénétration peut très bien être excité sexuellement, avoir un orgasme et éjaculer. Néanmoins, comme l'érection fait partie de la réponse sexuelle normale, le trouble de l'érection est considéré comme une anomalie et il finit par avoir des conséquences émotives importantes.

« En fait, le dysfonctionnement érectile touche autant l'esprit que le corps. La santé affective et la perception que l'homme a de lui-même peuvent affecter sa condition physique et sa performance

UNE ÉTUDE QUI FAIT ÉCOLE

Pour les médecins et les sexothérapeutes, la Massachusetts Male Aging Study (MMAS) est une étude-clé. Parce qu'elle s'est déroulée sur 10 ans, elle a grandement fait progresser les connaissances sur la santé générale (et sexuelle) de l'homme. Menée par le National Institute on Aging de Boston, elle a suivi, entre 1987 et 1997, 1709 Américains âgés de 40 à 70 ans.

Elle a, entre autres, permis de constater que le dysfonctionnement érectile affectait 52 % des participants :

- **17 % avaient un problème occasionnel ;**
- **25 % en souffraient de façon intermittente ;**
- **10 % étaient aux prises avec un problème fréquent.**

sexuelle. En fait, quand le trouble de l'érection survient – pour une raison physique, psychologique ou les deux –, un cercle vicieux risque de s'installer : le fait de ne plus pouvoir avoir d'érections " normales " peut susciter de l'anxiété de performance (l'homme doute de sa valeur et de sa virilité) et aggraver l'incapacité sexuelle. En conséquence de quoi, bien des hommes se ferment sur eux-mêmes. Les veufs et les célibataires, par exemple, en viennent parfois à cesser de sortir pour éviter de rencontrer quelqu'un et risquer d'être confrontés à leur problème. Ces troubles ont aussi un impact sur la vie de couple. Le ou la conjointe peut avoir l'impression de ne plus attirer son partenaire et même suspecter un adultère. »

« Il reste beaucoup à apprendre sur le trouble de l'érection, mais nous savons que, la plupart du temps, il ne se produit pas tout à coup. Au contraire, c'est quelque chose qui s'amplifie avec le temps, poursuit le Dr McCormack. La difficulté érectile peut être occasionnelle les premières années, devenir intermittente pendant quelques années (" parfois ça marche, parfois ça ne marche pas ") pour, finalement, se transformer en un problème constant. »

C'est donc directement lié à l'âge ? « Non, ce n'est pas aussi simple que cela. Avec l'âge, le désir sexuel peut baisser en même temps que le degré de stimulation nécessaire pour atteindre l'orgasme peut augmenter. Simplement parce que le corps vieillit et que son activité ralentit. C'est donc quelque chose de normal, mais qui n'empêche pas une activité sexuelle mutuellement satisfaisante. Autrement dit, qu'on le veuille ou non, on n'est sans doute plus aussi fringant et fougueux à 70 ans qu'on l'était à 20 ans, mais on ne souffre pas forcément de dysfonctionnement érectile ! »

Le dysfonctionnement érectile n'est pas inévitable. Il ne se produit pas chez tous les hommes d'un certain âge. D'ailleurs, si l'étude MMAS indique que 52 % des hommes de 40 à 70 ans ont un trouble de l'érection, cela signifie aussi que 48 % d'entre eux conservent toutes leurs facultés ! Si le dysfonctionnement érectile est plus courant chez les hommes vieillissants, c'est que ceux-ci risquent davantage d'avoir des maladies qui causent ce problème.

Il y a plusieurs facteurs de risque en ce qui concerne le dysfonctionnement érectile : les problèmes vasculaires (une atteinte des vaisseaux sanguins), les affections neurologiques (des dommages aux nerfs), les troubles psychologiques, les atteintes du pénis, les troubles endocriniens (les problèmes d'hormones), certains médicaments et les habitudes de vie. Il faut aussi savoir que le trouble de l'érection survient parfois sans aucune raison apparente.

« Bien souvent, et je dirais même la plupart du temps, il y a plus qu'un facteur en cause, précise le Dr McCormack. Supposons que je reçoive dans mon cabinet un homme diabétique, hypertendu, obèse et fumeur. Son problème d'érection risque en outre de créer chez lui de l'anxiété de performance. Il y a fort à parier que tous ces facteurs, ensemble, sont responsables de son dysfonctionnement érectile. C'est pourquoi il n'est pas toujours possible de définir une seule cause avec précision et les médecins préfèrent parler de " facteurs de risque ". Et plus il y a de facteurs de risque en présence, plus le risque de trouble de l'érection augmente. »

Inversement, le dysfonctionnement érectile peut être le symptôme d'une maladie sous-jacente. Ainsi, un homme qui souffre

UN TROUBLE DE L'ÉRECTION SANS RAISON, EST-CE POSSIBLE ?

Oui, c'est possible, mais la très grande majorité – pour ne pas dire la quasi-totalité – des patients présentent au moins un facteur de risque physique et ou psychologique.

Un homme en forme, amoureux et heureux dans sa vie ne devrait pas avoir de problèmes érectiles au lit. Si cela se produit, il y a habituellement une raison à découvrir.

La cause n'est pas toujours évidente, mais le médecin ou le sexologue finissent en général par mettre le doigt sur l'élément qui provoque le dysfonctionnement érectile.

de trouble de l'érection à cause, entre autres, d'une artériosclérose (durcissement) des artères du pénis risque fort de faire de l'artériosclérose dans les autres artères de son corps. Dans ce cas, le dysfonctionnement érectile est le reflet d'une maladie vasculaire plus généralisée. Une autre bonne raison pour ne pas hésiter à consulter son médecin !

CE QUI PEUT ENTRAÎNER LE DYSFONCTIONNEMENT ÉRECTILE

L'érection résulte d'un engorgement sanguin dans les corps caverneux du pénis. Il s'agit d'un phénomène vasculaire, sous contrôle neurologique, qui survient dans un climat hormonal et dans un contexte psychologique. Tous les éléments et les pathologies ci-dessous peuvent donc interférer avec ce mécanisme.

LES PROBLÈMES VASCULAIRES

- Artériosclérose
- Maladies cardiaques
- Hypercholestérolémie
- Hypertension artérielle
- Insuffisance rénale et hépatique
- Diabète

LES AFFECTIONS NEUROLOGIQUES

- Diabète
- Sclérose en plaques
- Lésions de la moelle épinière
- Atteintes dans la région pelvienne (bas-ventre)
- Maladie d'Alzheimer
- Maladie de Parkinson
- Accident vasculaire cérébral
- Spina-bifida

LES TROUBLES PSYCHOLOGIQUES

- Dépression
- Anxiété de performance
- Stress

LES ATTEINTES DU PÉNIS

- Maladie de La Peyronie
- Priapisme
- Malformations congénitales

LES TROUBLES ENDOCRINIENS

- Diabète
- Hypogonadisme
- Hyperprolactinémie
- Hyperthyroïdie
- Hypothyroïdie
- Andropause

CERTAINS MÉDICAMENTS

- Hypoglycémiants
- Antihypertenseurs
- Antidépresseurs
- Antipsychotiques
- Anticonvulsivants
- Tranquillisants
- Antihistaminiques

LES HABITUDES DE VIE

- Tabagisme
- Alcoolisme
- Toxicomanie
- Obésité très prononcée

■ LE DIABÈTE

Les recherches ont depuis longtemps montré que le diabète est la cause la plus fréquente du dysfonctionnement érectile. En effet, environ 40 % des hommes qui ont des problèmes d'érection souffrent de diabète. Comment cela se fait-il ? C'est que le diabète est une maladie chronique très courante (elle touche 7 % de la population) qui affecte presque tous les aspects du mécanisme de l'érection : les aspects vasculaire, neurologique et même hormonal du phénomène. C'est d'ailleurs pourquoi nous lui avons réservé une section à part dans ce chapitre.

Mais qu'est-ce au juste que le diabète ? Il s'agit d'une maladie chronique caractérisée par une mauvaise utilisation du sucre par l'organisme. Ce trouble est lié à l'insuline, une hormone sécrétée par le pancréas (une glande du tube digestif), dont la fonction est de permettre l'entrée, l'utilisation et le stockage du glucose dans les cellules. Il arrive que le pancréas cesse de produire de l'insuline (diabète de type 1) ou que l'organisme résiste à l'action de l'insuline tout en nuisant à sa production (diabète de type 2). Dans un cas comme dans l'autre, le sucre non utilisé est présent en trop grande quantité dans le sang (hyperglycémie), puis dans l'urine.

Les diabètes de type 1 et 2 peuvent se manifester, en plus du dysfonctionnement érectile, par une soif perpétuelle, un besoin continuel d'uriner (qui réveille la nuit), une respiration rapide, un amaigrissement inexpliqué, des démangeaisons aux organes génitaux, une mauvaise vision, une fatigabilité extrême et une insensibilité partielle et progressive des pieds (quand la maladie est à un stade avancé).

« Le diabète de type 1 représente 10 % des cas et touche surtout les enfants et les jeunes adultes. Il survient chez les personnes génétiquement prédisposées lorsqu'un élément déclencheur (une infection virale, par exemple) active les mécanismes auto-immunitaires de l'organisme, qui détruisent alors les cellules bêta du pancréas, lesquelles sont nécessaires à la production d'insuline. Les symptômes sont les mêmes que ceux du diabète de type 2, sauf qu'ils sont plus graves. Le trouble de l'érection commencera assez tôt dans la vie – vers la trentaine –, de sorte que le diabétique de type 1 en souffrira plus longtemps que le diabétique de type 2 », dit le Dr Alarie.

Le diabète de type 2 affecte généralement les gens de plus de 40 ans et il est causé par de mauvaises habitudes de vie (obésité, sédentarité et alimentation trop riche en matières grasses). Les facteurs génétiques semblent aussi en être responsables : une personne sera deux fois plus à risque de développer un diabète de type 2 si un de ses parents en a été atteint. Dans bien des cas, les symptômes du début de la maladie ne sont pas assez importants pour qu'on les remarque. À tel point, d'ailleurs, que la moitié des diabétiques de type 2 ignorent pendant plusieurs années qu'ils sont malades.

COMMENT LE DIABÈTE NUIT-IL À L'ÉRECTION ?

D'abord, comme il y a trop de sucre qui s'accumule dans le sang, il se produit un durcissement et un épaississement des vaisseaux. À cause de cette perte d'élasticité, les tissus de la verge sont moins capables de se dilater pour remplir de sang les corps caverneux. Comme il y entre moins de sang, les corps caverneux compriment mal les veines de sortie et cela entraîne une fuite sanguine hors du pénis (fuite veineuse). Par conséquent, il est plus difficile d'obtenir et de maintenir l'érection.

De plus, l'excès de sucre dans le sang détruit la gaine des terminaisons nerveuses et empêche l'influx nerveux de progresser dans les nerfs qui commandent l'érection, ce qui ne permet pas aux messages du cerveau et de la moelle épinière de bien se rendre jusqu'au pénis. L'excès de sucre réduit aussi la quantité de certaines substances chimiques nécessaires à l'érection (le monoxyde d'azote, en l'occurrence).

Par ailleurs, le diabète entraîne des problèmes rénaux qui peuvent se transformer en insuffisance rénale, soit un fonctionnement insuffisant des reins. Le cas échéant, l'urée (un déchet qui est habituellement éliminé dans l'urine) reste en trop grande quantité dans l'organisme et affecte tout le système nerveux, dont les nerfs liés à l'érection.

Qui plus est, on remarque une baisse de la testostérone chez les diabétiques. En effet, certaines recherches ont permis de constater que cette hormone masculine avait diminué chez 21 % des diabétiques, comparativement à 13 % chez d'autres hommes du même âge. On sait également que moins la glycémie (le taux de sucre) des diabétiques est équilibrée, plus la chute de la testostérone est prononcée. La production de testostérone peut même s'arrêter complètement lorsque le diabète est mal maîtrisé. Heureusement, cette hormone et le désir sexuel redeviennent normaux dès que la maladie est maîtrisée.

Comme si tout cela n'était pas suffisant, le diabète entraîne des problèmes d'éjaculation précoce, retardée ou rétrograde (*Cf. chapitre 3*). Les diabétiques souffrent aussi d'un problème assez particulier, l'éjaculation baveuse (*dribbling ejaculation*). Plutôt que d'être expulsé avec force à l'extérieur par des contractions musculaires, le sperme s'écoule le long du pénis. Cela se produit parce que les nerfs qui commandent les deux muscles régissant l'expulsion du sperme (qui se trouvent à la base du pénis) ne fonctionnent plus correctement. Cela concerne environ 10 % des diabétiques.

UNE MALADIE QUI CAUSE DES DOMMAGES TÔT, MAIS QU'ON REMARQUE TARD

Très souvent, le trouble de l'érection se manifeste dès le début du diabète, qu'il s'agisse du diabète de type 1 ou de type 2. En fait, chez une bonne proportion des diabétiques, le dysfonctionnement érectile peut même être le premier symptôme de la maladie. Des chercheurs ont remarqué que certains hommes qui souffrent d'intolérance aux glucides (c'est la phase qui précède le diabète) commencent déjà à éprouver des difficultés érectiles.

« Vers l'âge de 50 ans, 50 % des diabétiques ont un trouble de l'érection. À 70 ans, cette proportion grimpe à 95 % (avec le vieillissement, d'autres éléments aggravent la situation, comme l'hypercholestérolémie, le tabagisme et l'hypertension artérielle), souligne le Dr Alarie. Plus le diabète progresse, plus il cause de dommages. Par conséquent, le dysfonctionnement érectile va en s'aggravant et le diabète peut même finir par rendre toute érection impossible. »

Et si la maladie est maîtrisée ? « Il est certain qu'une bonne maîtrise du diabète de type 1 ou 2 peut stopper les dommages au mécanisme de l'érection, surtout si la maladie est diagnostiquée tôt.

ÉTUDE DE CAS

LE DIABÈTE DE JEAN-PAUL

Jean-Paul est âgé de 68 ans. Il est diabétique depuis l'âge de 42 ans. Il maîtrise son cholestérol par un régime alimentaire strict et voilà quinze ans qu'il a cessé de fumer. Il consulte son médecin de famille tous les six mois. À chaque visite, sa tension artérielle est normale.

Depuis trois ans, il a des problèmes d'érection de plus en plus fréquents. Son épouse commence à s'inquiéter sérieusement et lui aussi, étant donné que « ce n'est pas l'envie qui lui manque ». Alors, même s'il a toujours été trop gêné pour aborder la question avec son médecin, il se décide enfin à lui en parler à la prochaine consultation.

Après avoir écouté et examiné Jean-Paul, le médecin est d'avis que son dysfonctionnement érectile est sans doute dû à son diabète. Il lui explique que le diabète est une maladie sournoise qui affecte les systèmes cardiovasculaire, neurologique et hormonal, qui sont tous nécessaires au mécanisme de l'érection. Son tabagisme en est sans doute aussi responsable, car, bien que ce soit de l'histoire ancienne, il a eu le temps de causer des dégâts permanents aux artères. Le médecin en profite pour rappeler à Jean-Paul l'importance du régime pour diabétiques. Ils parlent de l'utilisation d'un calendrier des glycémies pour l'aider à équilibrer son diabète. Ils discutent aussi de la possibilité d'utiliser un traitement pour son problème d'érection.

Mais le traitement médical ne va pas nécessairement faire disparaître les lésions vasculaires et neurologiques. On peut parfois stabiliser le trouble de l'érection, mais on ne peut pas promettre aux gens que tout redeviendra comme avant. »

Le grand problème, c'est que 50 % des gens qui sont atteints du diabète de type 2 ignorent pendant longtemps qu'ils sont diabétiques (on décèle plus vite le diabète de type 1 parce qu'il touche les enfants et les jeunes adultes). « S'ils notent des changements dans leurs érections ou s'ils remarquent divers symptômes plutôt légers au début, les hommes ne font pas forcément le lien avec le diabète. Ils mettent cela sur le compte de la fatigue ou autre et ils se retrouvent dans le cabinet médical quand leurs problèmes de santé sont devenus vraiment sérieux. Les médecins voient des gens qui se plaignent d'une insensibilité au niveau des pieds et qui ne savent pas qu'ils sont diabétiques. Pourtant, c'est une complication très grave de la maladie ! »

■ LES PROBLÈMES VASCULAIRES

Comme nous l'avons vu au premier chapitre, l'érection survient lorsqu'il y a engorgement sanguin dans les corps caverneux de la verge. Donc, pour que l'érection normale ait lieu, il faut que le sang circule bien dans les vaisseaux sanguins du pénis. Sinon, il y aura inévitablement des problèmes.

Selon la Massachusetts Male Aging Study (MMAS), 44 % des hommes atteints d'une maladie cardiaque souffrent de dysfonctionnement érectile complet, comparativement à 9 % des hommes qui n'ont pas de maladies cardiaques. « Ce qui nuit surtout à la circulation sanguine, c'est l'artériosclérose. C'est-à-dire le dépôt de cholestérol dans les vaisseaux sanguins. Avec le temps, ces dépôts finissent par obstruer les artères et leur faire perdre leur élasticité », explique le Dr Valiquette.

On connaît les dommages de l'artériosclérose sur les artères coronaires (les artères du cœur) : angine de poitrine, infarctus du

TOUS LES HOMMES PEUVENT-ILS FAIRE L'AMOUR ?

Environ 2 % des hommes ont le cœur trop malade pour pouvoir avoir des relations amoureuses.

L'activité sexuelle et l'orgasme élèvent la fréquence cardiaque à 120 ou 130 battements à la minute (la normale est de 72) et provoquent une hausse importante de la tension artérielle. En fait, faire l'amour équivaut à monter rapidement deux volées de marches, à soulever une charge de 20 kilos ou à jouer 18 trous au golf en transportant son sac !

Si un homme n'est pas capable d'accomplir ces activités sans s'épuiser ou sans subir une crise d'angine de poitrine, il pourrait être à risque de succomber à un arrêt cardiaque en faisant l'amour. Soulignons qu'on ne parle pas ici des hommes qui s'essoufflent vite en montant un escalier parce qu'ils ont un problème respiratoire (ils fument, souffrent d'emphysème ou d'insuffisance pulmonaire, par exemple). Cette mise en garde ne les concerne pas.

Ceux qui sont atteints d'une maladie cardiaque ou qui ont subi un infarctus du myocarde ou une chirurgie cardiaque (un pontage coronarien ou une angioplastie, par exemple) doivent absolument parler avec leur médecin de leur capacité à avoir des relations sexuelles.

Ces hommes doivent aussi savoir que faire l'amour moins de trois heures après un repas, après avoir bu de l'alcool ou lorsqu'il fait très chaud exige plus d'énergie et augmente les risques d'arrêt cardiaque. Il semble également que les aventures extraconjugales soient dangereuses pour le cœur, sans doute parce que l'homme veut se surpasser sexuellement (à moins que ce ne soit parce qu'il a peur de se faire prendre !).

Un cardiaque peut-il se faire prescrire du sildénafil (Viagra) ? Oui, s'il ne prend pas de médicaments à base de nitrates et si son médecin le juge capable d'avoir des activités sexuelles.

myocarde (crise cardiaque) et insuffisance cardiaque. Mais on oublie que l'artériosclérose peut aussi boucher d'autres vaisseaux sanguins, dont ceux du pénis, qui sont très sujets à l'obstruction parce qu'ils sont de petit calibre. Lorsque le blocage est important et que le sang ne peut plus s'accumuler dans les corps caverneux, le dysfonctionnement érectile se produit.

Au début, lorsque l'obstruction des vaisseaux commence à faire ses ravages, le trouble de l'érection est partiel et il se caractérise par une difficulté à avoir des érections et à les maintenir ou par un manque de rigidité. En somme, le patient est souvent capable d'avoir une érection, mais elle n'a plus la même vigueur qu'auparavant. Avec les années, si la maladie vasculaire progresse, les vaisseaux sanguins deviennent de plus en plus obstrués et le dysfonctionnement érectile est de plus en plus prononcé. Lorsque la circulation sanguine est extrêmement mauvaise (le sang ne circule presque plus dans le pénis), le trouble de l'érection peut devenir complet (pas d'érection du tout).

D'autres maladies vasculaires nuisent aussi à l'érection. L'hypertension artérielle (élévation anormale de la pression sanguine) impose des efforts supplémentaires au muscle cardiaque et aux vaisseaux sanguins, dont les parois peuvent alors se durcir ou se contracter. Avec le temps, le diabète provoque un blocage des vaisseaux sanguins, surtout s'il est mal maîtrisé. L'hypercholestérolémie (taux anormalement élevé de cholestérol) est un signe d'alarme, car, lorsque la concentration sanguine de cholestérol est élevée, le risque que ce cholestérol se dépose dans les vaisseaux augmente. Lorsqu'on souffre d'hypercholestérolémie, l'artériosclérose est fortement à redouter si on ne se soigne pas...

Toutes ces maladies se traduisent non seulement par une atteinte des vaisseaux sanguins du pénis, mais aussi par une atteinte des artères coronaires. Ce sont donc également des facteurs de risque de maladies cardiaques qu'il ne faut surtout pas prendre à la légère.

« Je dis souvent à mes patients que le pénis est le miroir du cœur et vice versa. Lorsque la circulation se fait moins bien dans les vaisseaux du pénis, c'est souvent un indice de maladie vasculaire plus généralisée et les artères coronaires risquent d'être touchées. De la même manière, si le patient souffre d'une maladie cardiaque et si ses artères coronaires sont bouchées (en partie ou complètement), il est fort probable que les vaisseaux sanguins de son pénis le soient aussi. C'est d'ailleurs pourquoi le trouble de l'érection est fréquent chez les patients qui ont des antécédents de problèmes cardiaques. Plusieurs études ont montré que le taux de maladies cardiaques est plus élevé chez les hommes qui souffrent de dysfonctionnement érectile et inversement. Ce n'est pas automatique, mais ces deux maladies vont souvent ensemble. »

Qui plus est, plusieurs médicaments agissant sur le système cardiovasculaire peuvent eux aussi avoir des répercussions sur la fonction érectile (les médicaments pour l'hypertension, par exemple). D'autre part, l'insuffisance rénale chronique (le mauvais fonctionnement des reins) et l'insuffisance hépatique (le mauvais fonctionnement du foie) s'accompagnent de dérèglements tels que l'hypertension artérielle et l'hypercholestérolémie, et elles peuvent donc mener au trouble de l'érection.

LES AFFECTIONS NEUROLOGIQUES

Afin que les vaisseaux sanguins de la verge se dilatent et permettent l'érection, il faut que les nerfs qui les commandent soient en bonne santé. Donc, un dommage aux fibres nerveuses qui desservent le pénis peut entraîner un dysfonctionnement érectile. On ne parle pas seulement des nerfs de la région génitale, mais de tous ceux qui partent du cerveau pour se rendre au pénis ainsi que de ceux qui partent du pénis pour se rendre au cerveau. Ces nerfs passent pour la plupart par la colonne vertébrale.

Les complications neurologiques du diabète, les lésions à la moelle épinière, la sclérose en plaques, les atteintes dans la région pelvienne sont les principales affections qui endommagent les nerfs qui commandent l'érection. En ce qui concerne le diabète, rappelons qu'une mauvaise maîtrise de la glycémie peut, avec le temps, détériorer les fibres nerveuses.

LES LÉSIONS À LA MOELLE ÉPINIÈRE

Les circuits nerveux qui sont responsables de l'érection peuvent être abîmés ou détruits par des traumatismes chirurgicaux ou accidentels à la colonne vertébrale. C'est ce qu'on appelle les lésions à la moelle épinière (ou lésions médullaires). Ainsi, certains hommes qui subissent une opération près de la colonne vertébrale peuvent avoir comme complication un trouble de l'érection qui sera temporaire ou permanent selon la gravité ou l'étendue de la lésion. Par exemple, cela se produit parfois après l'opération d'une hernie discale parce que l'opération était compliquée, parce que la lésion était importante

LÉSION À LA HAUTEUR DU COU

Les nerfs responsables de l'érection psychogène quittent la moelle aux niveaux thoracique (T11, T12) et lombaire (L1, L2)

Les nerfs responsables de l'érection réflexe quittent la moelle au niveau sacré (S2, S3, S4)

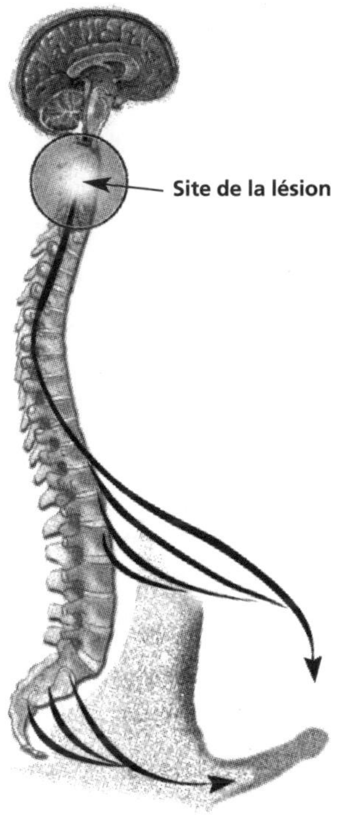

Résultat: perte de l'érection psychogène, mais l'érection réflexe est encore possible

ou parce que des saignements postopératoires ont endommagé la moelle épinière ou certaines racines nerveuses.

On pense également aux hommes qui, à la suite d'un accident, ont subi une section ou une atteinte de la moelle épinière et qui deviennent paraplégiques (les deux jambes paralysées) ou quadraplégiques (les quatre membres paralysés – on dit aussi « tétraplégiques »). Le plus souvent, ces hommes n'ont plus de sensations au niveau des organes génitaux.

Est-ce que, pour eux, cela signifie qu'ils n'auront plus d'érections ? « Cela dépend de la gravité de la blessure à la moelle épinière, répond le Dr Valiquette. Si la lésion est incomplète, c'est-à-dire si les fibres de la moelle épinière n'ont pas toutes été détruites, l'homme pourra retrouver une partie de sa capacité érectile d'antan. En revanche, si la moelle épinière est tranchée net, le patient perdra la maîtrise de ses érections. Et il ne sera sans doute plus capable d'éjaculer. Cependant, ces hommes ont parfois des érections réflexes. »

UN HOMME PARALYSÉ PEUT-IL ESPÉRER FONDER UNE FAMILLE ?

Seulement 10 % à 20 % des hommes ayant subi une lésion médullaire sont capables d'avoir des rapports sexuels et d'éjaculer sans traitement.

Pour les autres, on peut rétablir la fonction érectile à l'aide de certains médicaments (comme le sildénafil [Viagra]), mais il est plus compliqué de rétablir la fonction éjaculatoire. Ces hommes ont besoin d'une technique médicalement assistée pour provoquer une éjaculation (comme des stimulations vibratoires au niveau du gland – qui sont pratiquées dans les cliniques de fertilité – ou des médicaments injectés dans la colonne vertébrale).

Dans bien des cas, le couple doit se tourner vers la reproduction médicalement assistée.

Les érections réflexes ne dépendent pas du cerveau, mais du centre de commande sensorielle (centre par où passent les réflexes) qui se trouve dans le bas de la colonne vertébrale (à peu près à hauteur du nombril). Lorsque la lésion médullaire se situe plus haut dans la colonne vertébrale, elle coupe le contact entre le cerveau et les organes génitaux, mais le centre de commande sensorielle demeure intact, ce qui permet aux blessés médullaires d'avoir au moins des érections réflexes. Mais ces érections sont incontrôlables et de durée variable (et elles ne surviennent pas nécessairement au bon moment !). L'homme n'en retire aucun plaisir, car le contact avec le cerveau est rompu.

« Il faut retenir que la plupart des hommes ayant subi une lésion médullaire n'ont pas d'érections assez fiables pour avoir des rapports sexuels satisfaisants. Et comme les blessures à la colonne

LÉSION DANS LE BAS DU DOS

Lésion dans le bas du dos sous L2 et au-dessus de la moelle sacrée (S2, S3, S4)

Résultat : les deux types d'érection sont encore possibles

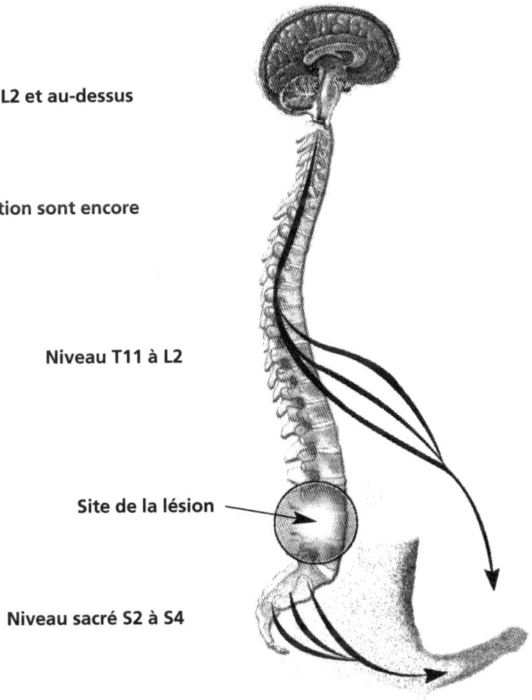

vertébrale arrivent souvent à des hommes jeunes (accidents d'auto, de moto, de ski, etc.), ce sont de véritables tragédies. L'impact permanent sur la vie sexuelle est très difficile à surmonter. Heureusement, il existe des traitements médicaux qui produisent une érection ferme et fiable, permettant les rapports sexuels. »

ATTEINTE DE LA MOELLE SACRÉE

Résultat : perte de l'érection réflexe, mais l'érection psychogène est encore possible

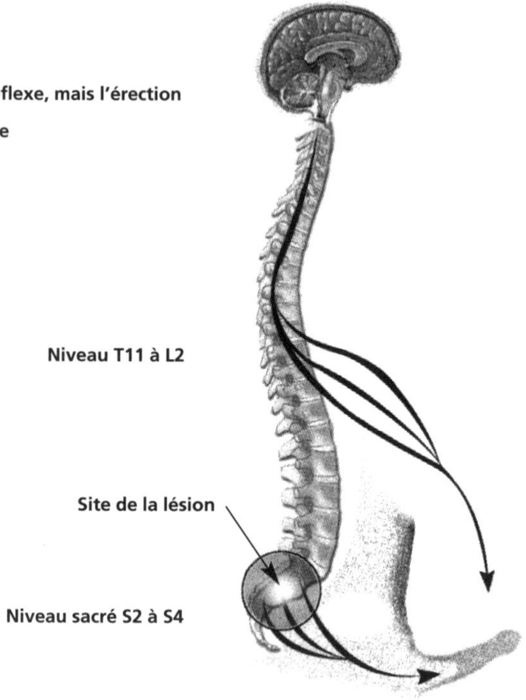

LA SCLÉROSE EN PLAQUES

La sclérose en plaques est une maladie neurologique chronique à foyers multiples. C'est-à-dire qu'elle peut toucher diverses parties du corps et se manifester différemment d'une personne à l'autre (deux fois plus de femmes que d'hommes en souffrent). Au début, la sclérose en plaques se traduit par des troubles de l'élocution et de la vue, des pertes d'équilibre, une extrême fatigue et de l'engourdissement des membres. Le trouble de l'érection est très souvent rapporté : selon certaines études, 75 % des hommes atteints de cette maladie souffrent de dysfonctionnement sexuel. Dans leur cas, la maladie a endommagé la myéline (la gaine protectrice) de la moelle épinière et des nerfs par lesquels transitent les messages s'adressant aux organes génitaux.

La sclérose en plaques peut se manifester par des épisodes d'intensité variable, avec des rémissions au cours desquelles l'homme peut retrouver toutes ses capacités sexuelles. Néanmoins, à mesure que la maladie progresse, le dysfonctionnement érectile s'aggrave également. En fin de compte, une personne atteinte de cette maladie peut devenir très handicapée sur le plan neurologique (au point, par exemple, de devoir se déplacer en fauteuil roulant). À ce moment-là, l'homme sera totalement incapable d'avoir des érections.

LES ATTEINTES DANS LA RÉGION PELVIENNE (BAS-VENTRE)

Les opérations de l'intestin, du côlon ou du rectum pour traiter des cancers ou des maladies inflammatoires de l'intestin (colite ulcéreuse ou maladie de Crohn) peuvent entraîner un trouble de

DOMMAGES QUE PEUT CAUSER L'OPÉRATION DU CANCER DE LA PROSTATE

(SCHÉMA SIMPLIFIÉ)

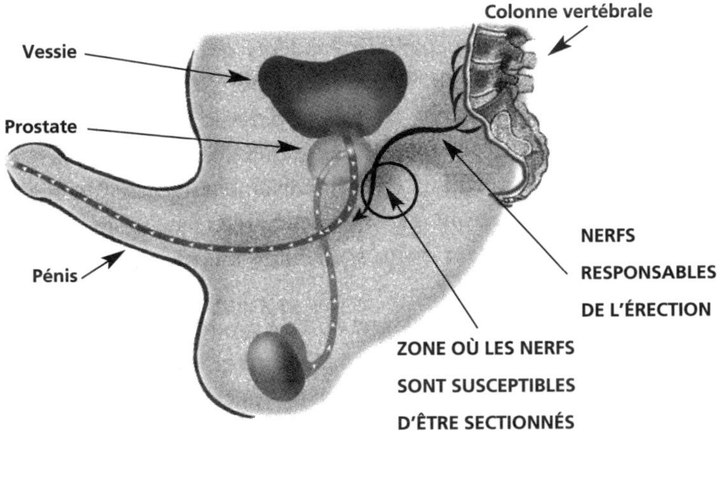

l'érection parce qu'elles lèsent les nerfs de la région pelvienne. Tout comme les interventions chirurgicales sur les artères du bas-ventre pour opérer un anévrisme (dilatation d'une artère) ou une sténose (blocage d'une artère). Cependant, l'intervention qui cause le plus de trouble de l'érection est la prostatectomie radicale (l'ablation de la prostate et des vésicules séminales dans le cas du cancer de la prostate). On doit faire la différence entre la prostatectomie radicale et la prostatectomie transurétrale, que l'on effectue parfois en cas d'hypertrophie bénigne de la prostate. Cette dernière intervention, où l'on enlève une partie de la prostate au moyen d'instruments spéciaux en passant par l'urètre, ne cause habituellement pas de trouble de l'érection. Il est important de le savoir, car c'est une opération relativement courante, même si on soigne de plus en plus ce problème avec des médicaments.

Après avoir subi une prostatectomie radicale pour un cancer de la prostate, au moins 50 % des hommes souffrent de dysfonction-

APRÈS 18 MOIS, UN HOMME SUR DEUX AURA DES ÉRECTIONS À PEU PRÈS NORMALES

On effectue une prostatectomie radicale chez environ un tiers des hommes atteints du cancer de la prostate.

Un mois après l'opération, pratiquement tous les hommes ne seront pas capables d'avoir une érection. Leur capacité érectile reviendra peu à peu.

Après 18 mois, environ un homme sur deux aura retrouvé ses érections sans prendre de médicaments. Et près de la moitié des autres pourront fonctionner sexuellement grâce au sildénafil (Viagra), notamment. Les autres pourront recourir à diverses solutions.

Évidemment, comme il n'y a plus de prostate ni de vésicules séminales, l'organisme ne peut plus produire de sperme. Il n'y a donc plus d'éjaculation. Toutefois, les hommes peuvent avoir des orgasmes et ils conservent la sensation d'éjaculer.

nement érectile. « Il y a une vingtaine d'années, presque 100 % des hommes avaient un trouble de l'érection après cette opération. Si cela a diminué de moitié, c'est que la technique chirurgicale s'est perfectionnée, de sorte qu'on peut maintenant protéger les nerfs érectiles et les vaisseaux sanguins qui sont responsables de l'érection », dit le Dr Valiquette. Les hommes de moins de 50 ans ont de meilleures chances de récupérer leur fonction érectile que les autres, probablement parce que les vaisseaux sanguins sont en meilleur état.

La radiothérapie (irradiation par rayons radioactifs) dans la région pelvienne, que l'on pratique parfois pour traiter le cancer de la prostate, risque aussi de nuire à la capacité érectile, mais l'effet se produit à plus long terme. « Au contraire de la prostatectomie radicale, la radiothérapie n'affecte pas la fonction érectile dans l'immédiat. Dès que l'homme va mieux, il peut reprendre ses activités sexuelles normales. Cependant, parce que la radiothérapie brûle les tissus et les nerfs de façon très graduelle, c'est plus tard que le dysfonctionnement érectile survient. Après cinq ans, au moins 50 % des hommes auront un trouble de l'érection. Quant à la chimiothérapie, elle est peu indiquée dans le cas du cancer de la prostate, car elle n'est pas très efficace. »

Une blessure dans la région pelvienne (un homme qui se fait écraser le bas du corps dans un accident d'auto, par exemple) peut aussi, évidemment, entraîner un trouble de l'érection. Selon la gravité des atteintes, l'homme pourra peut-être, avec le temps, récupérer toute sa capacité érectile.

LES AUTRES CAUSES D'ORIGINE NEUROLOGIQUE

Les accidents vasculaires cérébraux (AVC) peuvent endommager le circuit nerveux de la fonction érectile. La gravité du trouble de l'érection dépendra de la gravité de l'AVC. Il arrive que des hommes retrouvent toutes leurs facultés sexuelles, tandis que d'autres auront besoin d'un traitement médical pour avoir des érections satisfaisantes.

La maladie d'Alzheimer et la maladie de Parkinson sont des pathologies chroniques dégénératives. Elles ne se guérissent pas ; elles évoluent en empirant et en privant le malade de son autonomie. Entre autres dommages, elles lèsent le système nerveux central, ce qui se répercute sur les nerfs qui commandent l'érection. Cependant, lorsque le dysfonctionnement érectile se manifeste, la maladie est très avancée et l'homme n'est plus vraiment en état de se préoccuper de sa capacité érectile. Il n'en souffre pas.

Le spina-bifida (mot latin qui signifie « colonne vertébrale fissurée ou divisée ») est une malformation congénitale dont l'origine précise demeure inconnue. Cette maladie cause des dommages irréversibles et permanents à la moelle épinière et, par conséquent, au système nerveux. Il y a différents degrés d'atteinte, ce qui entraîne un trouble de l'érection plus ou moins grave.

LES TROUBLES PSYCHOLOGIQUES

LA DÉPRESSION

On reconnaît la dépression aux symptômes suivants : perte d'intérêt pour les activités habituelles, retrait social, anxiété, baisse du désir sexuel, troubles du sommeil (insomnie ou hypersomnie), gain ou perte de poids, baisse de l'énergie, diminution de la concentration, sentiment de culpabilité, pensées morbides et suicidaires. C'est une véritable maladie qui, si elle n'est pas traitée, peut durer plusieurs mois ou même plusieurs années. Elle affecte 18 % des gens (environ 8 % des hommes) à un moment ou à un autre de leur vie.

La dépression est très souvent associée au dysfonctionnement érectile. Le Dr Alarie a récemment compilé des données sur ses patients et il s'est aperçu que, sur 2000 hommes souffrant de trouble de l'érection, 42 % présentaient des aspects dépressifs. En outre, selon des statistiques officielles, cette association grimpe à 90 % dans les cas de dépression grave. Ces deux problèmes sont étroitement liés : la dépression risque d'entraîner un dysfonctionnement érectile et, à l'inverse, un homme qui souffre de troubles érectiles peut finir par tomber en dépression.

Qu'un homme souffrant de trouble de l'érection puisse tomber en dépression, on le comprend aisément. Mais comment la dépression peut-elle nuire à l'érection? « D'abord, en coupant l'appétit sexuel. Un homme déprimé a, bien malgré lui, beaucoup moins envie de faire l'amour. Il a donc de la difficulté à répondre aux avances sexuelles de l'autre, ce qui crée de l'anxiété de performance (crainte de ne pas être capable de satisfaire le conjoint), explique le Dr Alarie. L'anxiété déclenche une augmentation de la production d'adrénaline, une substance chimique qui fait contracter les vaisseaux sanguins. Cette vasoconstriction empêche la dilatation des vaisseaux sanguins du pénis, court-circuitant ainsi l'érection. »

« La plupart du temps, il est très difficile de savoir si c'est la dépression qui a entraîné le dysfonctionnement érectile ou l'inverse. L'important, après avoir fait un bilan médical complet, c'est de traiter les deux problèmes en même temps afin que le patient retrouve une existence normale et une activité sexuelle satisfaisante. Et il faut les traiter le plus tôt possible, car plus on attend, plus ils s'aggravent. La dépression empirera tandis que l'homme risque fort de ne plus être capable du tout d'avoir des érections. »

Pourquoi faut-il traiter les deux en même temps? « C'est très simple. La plupart des antidépresseurs causent eux-mêmes un dysfonctionnement érectile. Donc, si on se contente de soigner la dépression, le trouble de l'érection demeurera. L'homme n'aura pas l'impression d'aller mieux et il finira par négliger de prendre ses médicaments. En fin de compte, il ne sortira pas de sa dépression. Au contraire, si l'on ne traite que le trouble de l'érection, la perte de désir sexuel due à la dépression restera. Le patient ne sera pas plus avancé. Cela ne lui donnera rien d'être capable d'avoir de bonnes érections s'il n'a pas envie de faire l'amour ! »

Par conséquent, en plus des médicaments pour la dépression, les médecins prescrivent un traitement pour le dysfonctionnement érectile. Dans la très grande majorité des cas, ils choisissent d'utiliser le sildénafil (Viagra). « Il arrive que certains hommes refusent carrément de prendre du Viagra parce que cela leur donne l'impression de « n'être plus bons », d'avoir perdu leur virilité. Je leur explique que c'est provisoire, que ça ne durera que quelques semaines ou quelques mois. » Une étude a établi que 76 % des patients en dépression ont vu leur capacité d'érection s'améliorer grâce au Viagra, comparativement à 18 % de ceux qui avaient pris un placebo. En cas d'échec, le médecin peut se tourner vers d'autres traitements (*Cf. chapitre 5*).

Les antidépresseurs, quant à eux, sont prescrits pour 6 à 12 mois. « La documentation médicale recommande d'utiliser les antidépresseurs pendant au moins un an, le temps de s'assurer que le patient est complètement guéri. En outre, nous recommandons souvent une thérapie sexuelle pour régler les conséquences psychologiques de la dépression et du trouble de l'érection. »

ETUDE DE CAS

LA DÉPRESSION DE BERNARD

Bernard est âgé de 47 ans. Il est marié, père de deux adolescents et il travaille comme informaticien. Il y a trois mois, il a consulté son médecin pour des « sautes d'humeur », de l'insomnie et une baisse du désir sexuel.

Après évaluation, son médecin l'a trouvé modérément déprimé et il lui a prescrit un antidépresseur. Quelques semaines plus tard, à la visite de contrôle, Bernard a indiqué qu'il avait maintenant un problème d'érection. Le médecin l'a rassuré en lui expliquant que c'était un effet secondaire du médicament et que, au lieu de cesser de prendre ce médicament très efficace pour traiter sa dépression, il pouvait lui prescrire du sildénafil (Viagra).

Bernard, quelque peu atteint dans sa fierté, a d'abord refusé, mais il a fini par comprendre que le fait de prendre du sildénafil pendant un mois ou deux pouvait améliorer sa capacité sexuelle et lui redonner confiance en lui. Ce qui ne pouvait que l'aider à sortir de sa dépression.

L'ANXIÉTÉ DE PERFORMANCE

Ah, cette détestable anxiété qui fait qu'on a peur de « rater son coup » et de ne pas satisfaire sa partenaire ! Quel homme n'en a pas souffert au moins une fois dans sa vie ?

En fait, l'anxiété de performance peut arriver à n'importe qui et à n'importe quel âge. « On dit en plaisantant que celui qui regarde trop son pénis n'aura pas d'érection, commente le Dr McCormack. Et c'est vrai ! À trop se concentrer sur sa performance, un homme peut en venir à perdre tous ses moyens. La relation sexuelle est alors un lamentable fiasco. »

Par exemple, l'anxiété de performance au lit peut se manifester chez les perfectionnistes, qui ont tendance à vouloir se surpasser en toutes circonstances – au travail, dans les sports, dans l'éducation des enfants, etc. De plus, les hommes qui changent régulièrement de partenaire et qui sont amenés, nuit après nuit, à « faire leurs

UN CERCLE VICIEUX DONT IL EST DIFFICILE DE SORTIR

Épisode de dysfonctionnement érectile
▼
Anxiété de performance
▼
Autre épisode de dysfonctionnement érectile
▼
Augmentation de l'anxiété de performance
▼
Baisse de l'intention d'activité sexuelle
▼
Anxiété de performance
▼
Problème installé de dysfonctionnement érectile

preuves » auprès de leurs nouvelles conquêtes sont également très à risque. Au contraire de ceux qui sont installés dans une relation stable et dont la vie sexuelle est peut-être plus calme et décontractée, ces hommes sont toujours sous pression. À trop vouloir bien faire, ils se stressent et finissent par avoir des ratés.

Évidemment, le facteur psychologique est important, mais la chose s'explique aussi de façon physiologique. La peur de l'échec cause de l'anxiété, qui se traduit dans l'organisme par une « poussée » d'adrénaline. Cette poussée entraîne une vasoconstriction, c'est-à-dire un resserrement des vaisseaux sanguins, ce qui bloque le mécanisme de l'érection puisque les vaisseaux sanguins doivent se dilater pour permettre l'érection.

Si l'anxiété de performance peut créer le dysfonctionnement érectile, il arrive qu'elle soit intimement liée à des troubles sexuels existants. Par exemple, un homme qui souffre de trouble de l'érection (« parfois ça marche, parfois ça ne marche pas ») appréhendera les approches sexuelles de sa partenaire. Il craindra si fort de la décevoir que son anxiété prendra le dessus et qu'elle court-circuitera sa capacité érectile. Parfois, il suffit d'un seul épisode de dysfonctionnement érectile pour que l'anxiété de performance s'installe et crée un cercle vicieux dont il sera difficile de sortir (*voir encadré*).

En outre, l'homme aux prises avec un trouble de l'érection risque, lorsqu'il parvient à avoir une relation sexuelle, d'avoir si peur de ne pas pouvoir garder son érection bien longtemps qu'il se dépêchera d'éjaculer. Le dysfonctionnement érectile et l'anxiété de performance auront donc en plus engendré de l'éjaculation précoce. À l'inverse, l'homme qui souffre d'éjaculation précoce peut développer une anxiété de performance qui, en fin de compte, créera un dysfonctionnement érectile.

« En fait, il faut retenir que tous les troubles sexuels – dysfonctionnement érectile, problèmes d'éjaculation, troubles du désir – peuvent s'accompagner d'anxiété de performance. C'est même très probable dans la plupart des cas. Si on ne s'occupe pas à la fois du trouble sexuel et de l'anxiété, la situation ne pourra qu'empirer. Des consultations chez le médecin et chez le sexologue peuvent aider à résoudre ces problèmes. »

ETUDE DE CAS

L'ANXIÉTÉ DE PERFORMANCE DE DAVID

David est un jeune célibataire de 27 ans. Sa carrière va très bien et elle occupe une grande partie de sa vie. Il ne fume pas, fait de l'exercice régulièrement, mange bien et ne boit que lorsqu'il est avec des amis.

Il sort dans les bars avec ses copains chaque fin de semaine. Il y fait souvent des rencontres qui se terminent au lit. Sauf que, depuis un mois, David a connu des fiascos avec trois partenaires différentes. Bien sûr, il est très inquiet. À tel point, d'ailleurs, qu'il hésite désormais à sortir avec ses amis. N'arrivant pas à comprendre ce qui se passe, il consulte son médecin de famille et lui demande de faire un bilan de santé complet.

Le médecin l'interroge sur les autres aspects de sa vie sociale et professionnelle afin de vérifier s'il vit un stress élevé. Mais ce n'est pas le cas. Il lui demande s'il a des érections matinales et s'il se masturbe. David répond par l'affirmative aux deux questions. À l'examen, il ne présente aucun signe de dépression et tout le reste semble normal.

Le médecin le rassure en lui expliquant qu'il s'agit très probablement d'une anxiété de performance, un problème que connaissent tous les hommes un jour ou l'autre. Il lui conseille de ne pas s'inquiéter et d'arrêter carrément d'y penser. C'est ce qu'il y a de mieux à faire pour que l'anxiété disparaisse et que tout rentre dans l'ordre. Cependant, pour le cas où le trouble de l'érection persisterait pendant plusieurs semaines, il lui donne le nom et le numéro de téléphone d'un sexologue qui pourrait l'aider.

LE STRESS

Le stress – ou l'anxiété – est un état d'inquiétude causé par un événement (perte d'emploi, déménagement, difficultés financières ou au travail, problèmes avec les enfants, etc.). Beaucoup plus fréquente que la dépression, l'anxiété est en général moins grave, car elle est limitée dans le temps. Mais elle peut néanmoins conduire à un dysfonctionnement érectile. En effet, tout élément stressant entraîne une augmentation de la production d'adrénaline, une substance chimique qui fait contracter les vaisseaux sanguins. Cette vasoconstriction empêche la dilatation des vaisseaux sanguins du pénis, nuisant ainsi à l'érection.

« Non seulement un homme qui a des problèmes au travail n'aura pas envie de faire l'amour, mais il aura de la difficulté à avoir des érections, explique le Dr Alarie. Si les échecs au lit se répètent trop souvent et si, en plus, il commence à subir les railleries de son ou sa partenaire, il finira par faire de l'anxiété de performance. Même lorsque l'événement stressant sera passé, quand ça ira mieux au travail, par exemple, il est fort possible que l'anxiété de performance perdure, parce que c'est un cercle vicieux difficile à briser. Pour parvenir à redresser la situation (sans jeu de mots !) et pour que l'homme retrouve sa capacité érectile, l'intervention d'un sexologue est souvent recommandée. »

LES ATTEINTES DU PÉNIS

Il arrive que l'état du pénis ne permette pas l'engorgement sanguin menant à l'érection. En cas de la maladie de La Peyronie, de complication grave du priapisme (*Cf. chapitre 3*) ou de malformation congénitale du pénis, par exemple.

Une blessure au pénis à la suite d'un accident de sport ou « une fracture du pénis » (même s'il ne contient pas d'os) survenant lors d'une relation sexuelle vigoureuse (le pénis rigide se plie en deux lors de la pénétration et les tissus peuvent se déchirer) peuvent également nuire à l'érection ou l'empêcher. Par ailleurs, toute opération sur les corps caverneux risque de causer un dysfonctionnement érectile, y compris les opérations chirurgicales pour corriger un pénis courbe ou une maladie de La Peyronie.

LES TROUBLES ENDOCRINIENS

Le diabète, l'hypogonadisme, l'hyperthyroïdie et l'hypothyroïdie sont des troubles endocriniens qui risquent de causer un dysfonctionnement érectile. Le diabète résulte d'une mauvaise utilisation du sucre par le pancréas, une glande qui est située derrière l'estomac. L'hypogonadisme est fréquent et on le définit simplement comme une baisse de la production de testostérone (à ce titre, l'andropause est une forme d'hypogonadisme). Il y a différentes causes. Par exemple, cela peut être parce que les testicules eux-mêmes produisent moins de testostérone (si on a contracté les oreillons à l'adolescence ou après, si on a subi un traumatisme aux testicules ou si les organes génitaux ont été soumis à une chaleur excessive, ou, encore, à la suite d'un cancer). Un trouble de l'hypophyse, une glande située dans le cerveau, peut aussi entraîner de l'hypogonadisme. Il peut s'agir ici d'une tumeur de l'hypophyse appelée prolactinome ou de la prolactinémie, un dérèglement qui entraîne une surproduction de prolactine (une hormone de l'hypophyse), ce qui fait diminuer la production de testostérone.

Outre le trouble de l'érection et la perte du désir sexuel, on remarquera, dans les cas les plus graves, une atrophie des testicules (ils deviennent plus petits), une diminution de la pilosité et une gynécomastie (augmentation anormale des glandes mammaires chez les hommes).

L'hyperthyroïdie et l'hypothyroïdie sont des facteurs de risque de dysfonctionnement érectile moins fréquents. Il s'agit de dérèglements de la thyroïde, une glande située dans le cou, qui entraînent une production exagérée (hyper) ou insuffisante (hypo) d'hormones thyroïdiennes. Si les chercheurs ont effectivement constaté que ces troubles endocriniens provoquent un trouble de l'érection, ils ne savent pas encore comment expliquer ce phénomène.

CERTAINS MÉDICAMENTS

Certains hypoglycémiants, antihypertenseurs, antidépresseurs, antipsychotiques, anticonvulsivants, tranquillisants et antihistaminiques peuvent nuire à l'érection. De quelle façon ? Ce n'est pas encore très clair. « On sait que les antihypertenseurs font baisser la tension artérielle, donc le débit sanguin dans le pénis, ce qui nuit à l'engorgement des corps caverneux et à l'érection. On sait aussi que d'autres médicaments, comme les antipsychotiques, agissent sur les transmissions nerveuses et peuvent ainsi avoir un effet sur l'érection, explique le Dr Valiquette. Les mécanismes d'action des autres médicaments sur l'érection restent obscurs. Bien sûr, le fait de prendre plusieurs médicaments qui ont comme effet secondaire de provoquer le dysfonctionnement érectile en augmente le risque. »

Le traitement pharmacologique utilisé dans les cas de cancer de la prostate peut aussi causer un trouble de l'érection. Le cancer de la prostate progresse en présence de la testostérone, car les cellules prostatiques cancéreuses sont sensibles à l'effet de l'hormone mâle. Pour traiter ces cas, les médecins prescrivent souvent des médicaments qui bloquent la sécrétion de la testostérone (de la LHRH) ou qui inhibent son action sur les cellules (les antiandrogènes). Le désir et la possibilité d'avoir des érections disparaissent au cours du traitement. « Soulignons que certains médecins préfèrent carrément pratiquer l'ablation (castration ou orchidectomie) des testicules (qui produisent presque toute la testostérone). Dans ce cas aussi, le désir sexuel et la capacité érectile seront définitivement choses du passé. »

« Si un homme constate qu'il a un trouble de l'érection depuis qu'il prend des médicaments, il doit demander à son pharmacien ou à son médecin si le ou les produits prescrits peuvent être en cause. » Il va de soi que le patient ne doit pas arrêter de prendre ses médicaments sans l'autorisation de son médecin. Pour régler le problème d'érection, celui-ci choisira de changer la prescription ou de réduire la dose d'un des médicaments prescrits. « Par exemple, dans le traitement de l'hypertension artérielle, le patient pourra sans doute diminuer la dose de ses médicaments et peut-être même cesser de les prendre s'il surveille son poids, réduit la quantité de sel dans son alimentation, pratique la relaxation, fait des exercices légers et suit toutes les autres recommandations médicales. Évidemment, cela doit se faire sous surveillance médicale. »

Parfois, même si on cesse de prendre ou si on remplace le produit qui a causé le trouble de l'érection, il arrive que le problème demeure, car l'homme fait de l'anxiété de performance. L'intervention du sexologue est alors souhaitable pour venir à bout du problème.

LES HABITUDES DE VIE NUISENT-ELLES AUX ACTIVITÉS SEXUELLES ?

L'effet du tabac sur le cœur est bien connu. En fait, il provoque de l'artériosclérose (un durcissement des artères) et des dommages à l'endothélium, la couche interne des vaisseaux sanguins. En fin de compte, le sang circule moins bien dans les artères coronariennes (les artères du cœur). La même chose se produit pour les vaisseaux

5 CIGARETTES/JOUR = PROBLÈMES D'ÉRECTION

Les études scientifiques montrent que le fait de fumer ne serait-ce que cinq cigarettes par jour entraîne des conséquences importantes sur la santé, en particulier sur la capacité érectile.

En effet, une étude présentée à l'occasion de la Conférence annuelle de l'épidémiologie et de la prévention des maladies cardiaques de l'American Heart Association révèle que les hommes qui fument moins de 10 cigarettes par jour ont un risque 16 % plus élevé que les non-fumeurs d'avoir des troubles érectiles. Cette proportion est de 36 % chez les hommes qui fument de 11 à 20 cigarettes par jour et de 60 % chez les hommes qui en fument plus de 20.

Et il ne faut pas croire qu'il est moins nocif de fumer des cigarettes légères ou au menthol. Même si leur concentration en substances toxiques est moins élevée, on a remarqué que ceux qui les utilisent fument plus souvent et qu'ils aspirent plus profondément la fumée. En fin de compte, les risques restent les mêmes.

sanguins du pénis, qui sont beaucoup plus petits que les artères coronaires. Ils sont très facilement bloqués par l'effet des substances toxiques contenues dans le tabac, ce qui finit par entraîner un trouble de l'érection.

« Le tabagisme agit sur deux plans. Lorsqu'on allume une cigarette, l'effet de la fumée et des autres produits toxiques sur le système sanguin est instantané : les veines et les artères se contractent (on appelle cela la vasoconstriction), et ce, jusque dans les corps caverneux et spongieux du pénis, ce qui finit par nuire à l'érection. Avec les années, le tabagisme favorise en outre l'artériosclérose, qui empêche une bonne circulation sanguine au niveau du pénis, explique le Dr Valiquette. Les études ont montré qu'un homme qui fume souffrira deux à trois fois plus souvent de dysfonctionnement érectile qu'un non-fumeur. Si l'on arrête de fumer, les dommages cesseront de progresser et pourront parfois se résorber. Cela dépend beaucoup de l'état de santé général. »

La pipe et le cigare ont-ils le même effet ? « Les fumeurs de cigarettes inhalent à pleins poumons une fumée faite d'une multitude de produits toxiques (nicotine, monoxyde de carbone, benzène, etc.) qui sont directement absorbés par le sang. Les adeptes de la pipe et du cigare, eux, inhalent rarement la fumée ou, sinon, de manière indirecte. C'est pourquoi ils sont moins susceptibles de souffrir de dysfonctionnement érectile. »

L'alcool et les drogues (légères ou dures) ont un mécanisme d'action différent. En effet, pris en grande quantité ou de façon régulière, ils « endorment » le cerveau. En état d'ébriété ou drogué, l'homme ne sera pas capable de faire l'amour, tout comme il ne sera pas capable de conduire une voiture ou de fonctionner de façon cohérente. Et, avec les années, ses capacités continueront de diminuer. « Les vrais toxicomanes ont un mauvais état de santé général : maladies cardiaques, diabète, hypercholestérolémie, dépression, etc. Bref, autant de facteurs de risque qui ajoutent au dysfonctionnement érectile. »

La mauvaise alimentation et la sédentarité favorisent l'obésité. Et l'obésité cause souvent des taux de cholestérol et de sucre dans le sang plus élevés que la normale. Ce qui, avec les années, peut nuire à l'érection. Les conséquences de l'obésité ressemblent beaucoup à celles du diabète. En fait, les obèses sont des personnes à risque élevé de diabète.

■ L'ANDROPAUSE : MYTHE OU RÉALITÉ ?

Beaucoup d'hommes – et de femmes – se demandent si l'andropause (qu'on dit être l'équivalent masculin de la ménopause) existe réellement. Nombreux sont ceux qui le croient. Le problème, c'est que ce phénomène est très controversé dans le monde médical. En effet, alors que les articles se multiplient dans les revues médicales et dans les magazines grand public sur la façon de passer à travers cette période de la vie, les médecins n'arrivent pas à se mettre d'accord pour dire si l'andropause existe ou non.

ON Y CROIT DE PLUS EN PLUS

Parce qu'ils cherchent à préserver leur jeunesse, les baby-boomers s'intéressent depuis les années 1990 aux changements qui surviennent chez les hommes vieillissants. C'est ainsi qu'est née l'hypothèse de l'andropause.

En 1998, l'Organisation mondiale de la santé a reconnu que le concept méritait d'être étudié et qu'il était fort possible que l'andropause existe vraiment. Depuis, toutes les études effectuées tendent à le confirmer. Mais cela reste encore à prouver hors de tout doute. Dans la communauté médicale et scientifique, 70 % des professionnels y croient et 30 % n'y croient pas.

La science devrait nous apporter des réponses claires sur ce sujet d'ici peu. En étudiant le phénomène de façon approfondie, les scientifiques parviendront sans doute à déterminer précisément le taux de testostérone que l'on doit éventuellement considérer comme anormal.

Mais d'abord, qu'entend-on par « andropause » ? « Il s'agit d'une diminution anormale du taux de testostérone qui est due à un dérèglement de l'hypophyse, une glande située dans le cerveau. L'hypophyse agit sur les testicules, lesquels fabriquent la testostérone. Cela se produit chez l'homme de plus de 40 ans et entraîne une série de manifestations, dont, parfois, un trouble de l'érection », explique le Dr Bénard.

Pour bien comprendre, il faut d'abord savoir – c'est prouvé – que le taux de testostérone baisse de 1 % par an chez tous les hommes à partir de la quarantaine. Cela fait partie du vieillissement naturel et c'est quelque chose qui passe plutôt inaperçu. En prenant de l'âge, l'homme commence à ralentir ses activités quotidiennes et il a une vie sexuelle moins « ardente ». Il a besoin de plus de stimulation sexuelle et d'une plus longue pause entre deux « joutes amoureuses ». Certains constatent une légère baisse de leurs érections à la fois en qualité et en quantité. Ce sont des changements normaux, qui n'empêchent pas les hommes d'avoir une sexualité satisfaisante. C'est simplement qu'à 60 ans on n'a plus la même vigueur qu'à 20 ans !

Toutefois, certains hommes connaissent une série de changements plus importants que de nombreux spécialistes attribuent à une chute trop rapide du taux de testostérone. C'est ce phénomène qu'ils appellent l'andropause. « Dès la quarantaine, plusieurs des symptômes suivants peuvent se manifester : manque d'énergie, baisse du désir sexuel (libido), réduction de la force et de l'endurance, mélancolie et irascibilité, diminution de la joie de vivre, baisse de la capacité de pratiquer des sports familiers, somnolence excessive après le repas du soir, bouffées de chaleur, dysfonctionnement érectile, troubles de la concentration, augmentation de la quantité de graisse sur l'abdomen et autour des hanches (les « poignées d'amour »), diminution du rendement au travail et baisse de la densité des os qui peut mener à l'ostéoporose avec un risque accru de fractures. »

Cela concerne-t-il beaucoup d'hommes ? « On ne sait pas vraiment. Certains scientifiques estiment que l'andropause affecte 10 % des hommes, d'autres parlent de 30 %. Comme l'hypothèse est nouvelle, on ne considère pas encore l'andropause comme un phénomène irréfutable et scientifiquement prouvé, contrairement à la ménopause. Il n'existe donc pas de balises ni de critères pour la définir cliniquement. »

On ne sait pas non plus sur quel taux de testostérone il faut se baser (car il change avec l'âge) pour dire qu'une baisse est normale ou anormale. Ce qui ajoute à la controverse. « En effet, bien des médecins n'y croient carrément pas. Ils estiment que la chute du taux de testostérone est inévitable et que les symptômes, dont le trouble de l'érection, peuvent provenir d'une foule d'autres problèmes : troubles du désir, fatigue, diabète, épuisement professionnel, dépression, problèmes thyroïdiens, obésité, consommation d'alcool, tabagisme, etc. Et la plupart du temps, ils ont parfaitement raison ! Personnellement, bien que je pense que l'andropause existe vraiment, j'ai constaté que seulement 25 % de mes patients qui se croient en andropause le sont réellement. C'est donc un phénomène nettement plus rare que la ménopause, qui, elle, touche toutes les femmes sans exception », souligne le Dr Bénard.

MESURER LA TESTOSTÉRONE, OUI, MAIS LAQUELLE ?

Ne peut-on pas se baser sur le taux de testostérone qui se trouve dans l'organisme pour en avoir le cœur net ? « Oui, on peut mesurer la testostérone en faisant une prise de sang, mais, là aussi, il y a controverse, car, dans le corps d'un homme, la testostérone circule sous trois formes : la testostérone libre, qui agit sur l'énergie masculine et qui représente 2 % de toute cette hormone ; la testostérone liée à l'albumine (une protéine du sang), qui sert de réserve rapidement disponible pour remplacer la testostérone libre dépensée ; et, enfin, la testostérone liée à une globuline (une autre protéine du sang), qui sert aussi de réserve, mais qui est beaucoup moins rapidement disponible. En fait, les deux types de testostérone qui sont vraiment nécessaires à l'énergie masculine et à la libido sont la testostérone libre et la testostérone liée à l'albumine. C'est ce qu'on appelle la testostérone biodisponible. »

Le taux de l'autre type de testostérone, celle qui est liée à une globuline, augmente avec l'âge. Or, quand on mesure le taux de testostérone, on mesure la testostérone globale, soit le total des trois formes de l'hormone. Ainsi, parce que le taux de testostérone liée à la globuline augmente avec les années, il va masquer la baisse de la testostérone biodisponible. « C'est pourquoi un homme qui présente tous les symptômes d'une chute anormale du taux de cette hormone risque de se faire dire par son médecin que tout va bien, que son taux de testostérone globale est normal, alors qu'en fait il est tout à fait possible que la testostérone biodisponible ait diminué de façon importante.

« Par conséquent, les médecins qui croient à l'andropause cherchent désormais à mesurer le taux de testostérone biodisponible et les patients qui sont au courant réclament de plus en plus cette analyse. Mais les outils dont nous disposons ne sont pas vraiment adéquats pour mesurer avec précision ce taux de testostérone biodisponible. Ce qui ne fait qu'alimenter la polémique. »

Quoi qu'il en soit, un homme qui présente des symptômes d'andropause aurait avantage à consulter son médecin. Celui-ci procédera à un examen complet. S'il a exclu tout problème de santé physique ou psychologique et s'il croit à l'andropause, il pourra demander un dosage de la testostérone biodisponible. S'il n'y croit pas, il y a des chances pour que ça n'aille pas plus loin. Ce sera alors au patient de demander qu'on fasse cette analyse ou d'aller voir un autre médecin, s'il le désire.

REMPLACER L'HORMONE MANQUANTE

Lorsqu'un médecin estime que son patient manque de testostérone, il peut lui prescrire une hormonothérapie, qui consiste à remplacer l'hormone manquante. L'hormonothérapie comporte de nombreux avantages. D'abord, elle remplace la testostérone perdue, de sorte que l'homme retrouve son entrain habituel, sa force musculaire et son sentiment de bien-être. Sa vigueur au lit aussi, bien sûr. Néanmoins, comme la libido dépend aussi de bien d'autres facteurs, un supplément de testostérone ne fera pas de miracles chez un couple qui ne s'entend pas bien ou chez un homme qui a toujours eu des inhibitions sexuelles. L'hormone l'aidera à retrouver sa forme habituelle, elle ne fera pas de lui une bombe sexuelle !

De plus, l'hormone aide à réduire le taux de cholestérol, prévenant ainsi les maladies cardiovasculaires. Et c'est appréciable, car, en vieillissant, les hommes risquent de plus en plus d'avoir des problèmes cardiaques. Par ailleurs, le traitement réduit le risque d'ostéoporose et il produit un effet de bien-être général.

Les suppléments de testostérone se présentent sous quatre formes : injections, comprimés à prendre par voie orale, timbres transdermiques et gel à appliquer sur la peau. L'injection est le mode d'administration le moins onéreux. Il s'agit d'une piqûre intramusculaire que le patient se fait toutes les deux ou trois semaines. « Le problème, avec l'injection, c'est qu'immédiatement après le taux de testostérone grimpe parfois trop haut. En outre, ce taux peut redescendre sous la normale quelques jours avant la piqûre suivante. »

Les comprimés permettent de conserver un taux de testostérone plus stable, car la prise est plus régulière. On doit en prendre deux à trois fois par jour (de quatre à six comprimés quotidiennement). Quant aux timbres cutanés (qu'on peut poser sur les cuisses, le thorax et les épaules), ils permettent aussi d'obtenir un taux stable de testostérone. Cependant, ils ont tendance à se décoller, ils peuvent irriter la peau et certains hommes les trouvent trop visibles. Dans 10 % des cas, il y a une réaction allergique qui oblige à utiliser un autre mode d'hormonothérapie.

Le gel, un nouveau produit, doit être appliqué sur le haut des épaules ou sur le thorax. « Il faut attendre environ six heures avant que le produit ne soit absorbé. Pendant ce temps, l'homme doit éviter de se doucher et d'avoir des contacts physiques directs avec sa compagne, car, si elle touche au gel, elle va assimiler de la testostérone et elle risque fort d'en subir les effets : augmentation de la pilosité, troubles de la menstruation, voire problèmes de fertilité. C'est pourquoi une femme ne doit jamais appliquer le gel sur son partenaire et l'homme doit se laver les mains et porter un tee-shirt jusqu'à ce que le gel soit complètement absorbé. »

Les différentes méthodes sont aussi efficaces les unes que les autres. L'injection et les comprimés sont encore les plus populaires, mais ils perdent du terrain depuis que les timbres et le gel sont sur le marché. Des effets secondaires de l'hormonothérapie sont rares, mais ils sont possibles : acné, hausse du taux de globules rouges dans le sang et risque d'œdème (enflure). S'il absorbe trop de testostérone (si le dosage est incorrect ou s'il en prend plus que ce qui lui a été prescrit), l'homme risque même de développer des symptômes d'hypergonadisme graves : atrophie des testicules, diminution de la pilosité et gynécomastie (augmentation anormale des glandes mammaires). En effet, une trop grande quantité d'hormones masculines peut se transformer, du moins en partie, en œstrogène, qui est une hormone féminine.

« Le risque d'œdème (que l'on remarque surtout aux jambes) étant dangereux pour les gens qui souffrent d'insuffisance cardiaque ou d'hypertension artérielle non stabilisée, l'hormonothérapie peut être contre-indiquée dans leur cas. L'hormonothérapie ne convient pas non plus aux hommes qui ont un cancer de la prostate, car la testostérone " nourrit " ce type de cancer. Le traitement est aussi contre-indiqué chez ceux qui souffrent du cancer du sein (ce qui est très rare chez l'homme), car ce cancer est lui aussi stimulé par la testostérone. »

L'hormonothérapie peut-elle causer le cancer, comme on le craint maintenant chez les femmes ? « Non, pas que l'on sache dans l'état actuel des connaissances. Il faut éviter de comparer l'hormonothérapie des hommes à celle des femmes. Ce n'est pas tout à fait pareil. Chez les femmes, le taux d'hormones sexuelles chute de façon beaucoup plus prononcée que chez les hommes en andropause. Dans le cas des femmes, les hormones de substitution visent à ramener un taux d'hormones normal, soit le taux qu'elles avaient avant la ménopause. Le changement hormonal est donc nettement plus important que celui des hommes et cela a peut-être des conséquences indésirables. C'est ce que pense actuellement la communauté scientifique. »

« Cependant, il faut savoir qu'on ne dispose pas de résultats d'études à long terme sur l'hormonothérapie masculine parce que le traitement est assez récent. Peut-être qu'avec le temps et les recherches on en viendra à reconsidérer le bien-fondé de l'hormonothérapie substitutive chez les hommes. C'est d'ailleurs pourquoi les hommes qui sont sous hormonothérapie sont suivis de façon très régulière par leur médecin : tous les trois mois la première année, tous les six mois par la suite. Le médecin surveille particulièrement la prostate pour s'assurer qu'il n'y a pas de cancer, lequel s'aggraverait avec l'hormonothérapie. »

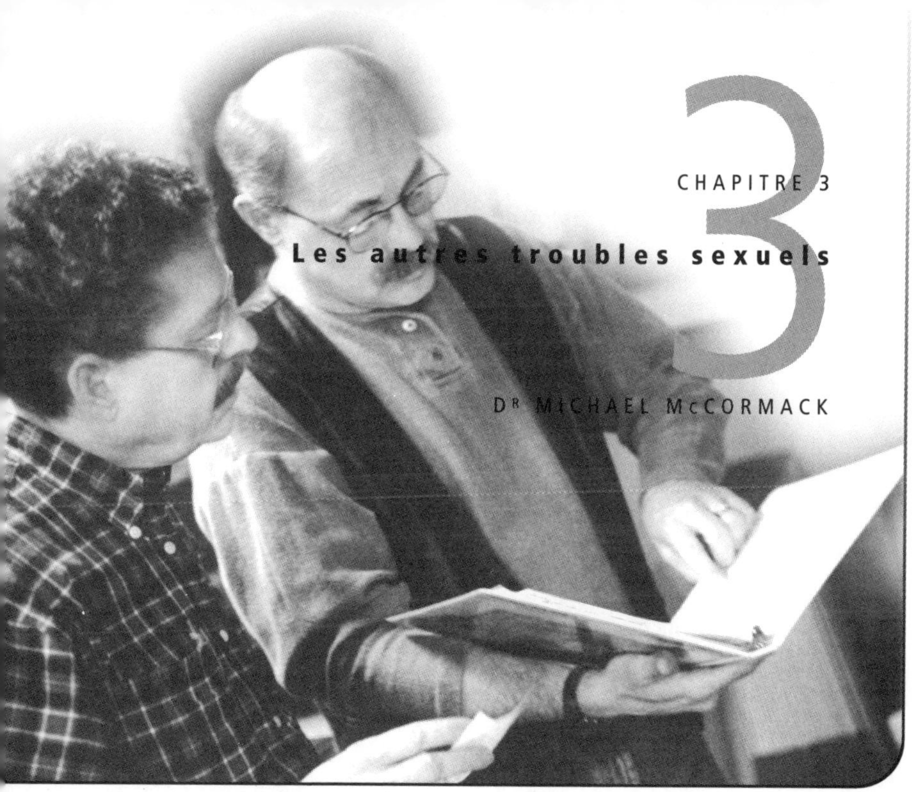

CHAPITRE 3

Les autres troubles sexuels

DR MICHAEL McCORMACK

LES TROUBLES DE L'ÉJACULATION

L'ÉJACULATION PRÉCOCE

Depuis les célèbres études de Masters et Johnson sur la sexualité des Américains réalisées dans les années 1960, l'éjaculation précoce est reconnue comme un véritable problème. C'est aussi un des troubles sexuels les plus fréquents : on estime que plus de 35 % des hommes en sont affectés. « L'éjaculation précoce se définit comme une éjaculation trop rapide et incontrôlable, explique le Dr McCormack. L'homme éjacule sans le souhaiter avant la pénétration ou quelques instants après, et ce, presque chaque fois qu'il fait l'amour. Il atteint vite un point de non-retour à partir duquel il n'est plus capable de se retenir. »

Certains auteurs distinguent deux types d'éjaculation précoce : l'éjaculation précoce primaire et l'éjaculation précoce secondaire. Le premier type est présent depuis le début de la vie sexuelle. L'autre apparaît après une période de vie sexuelle normale.

« Ces dernières années, les connaissances sur le corps humain ont augmenté à tel point qu'on considère maintenant que l'éjaculation précoce est surtout liée à des problèmes physiologiques (physiques). Il ne s'agit donc pas d'un trouble sexuel de nature psychologique, comme on l'a longtemps cru ! »

En effet, les hypothèses psychologiques ont été populaires pendant de nombreuses années. « Par exemple, selon une hypothèse freudienne, l'éjaculateur précoce est un homme qui, depuis ses premières expériences amoureuses, est terrorisé par la crainte d'être surpris. Il a toujours cherché inconsciemment à atteindre l'orgasme le plus vite possible pour ne pas se faire prendre en " flagrant délit ". Cette habitude aurait en fait accentué son problème. » Dans ce cas, on recommandait des traitements psychanalytiques. D'autres hypothèses psychologiques soupçonnaient des problèmes d'apprentissage sexuel. En conséquence,

L'ÉJACULATION
(SCHÉMA SIMPLIFIÉ)

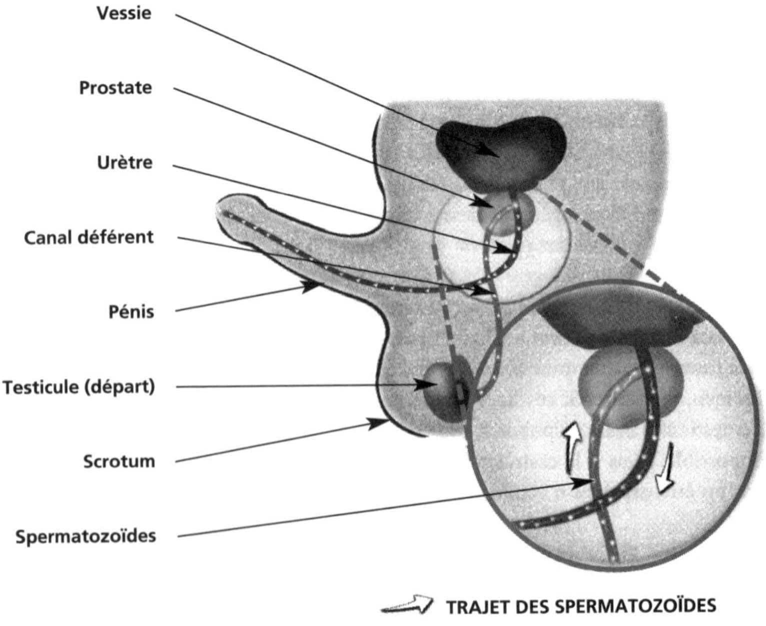

les thérapeutes proposaient des traitements de psychothérapie (Gestalt, *thought stopping,* analyse transactionnelle et thérapie de groupe).

« Le problème, précise le Dr McCormack, c'est que ces hypothèses psychologiques reposaient sur très peu de recherches scientifiques et de données cliniques. » Aujourd'hui, dans certains cas, on croit que l'éjaculation précoce résulte d'une hypersensibilité cutanée du pénis (peau trop sensible). D'ailleurs, des hommes utilisent parfois des crèmes anesthésiantes qu'ils s'appliquent sur le gland pour contrôler leur éjaculation.

D'autres études scientifiques suggèrent que l'éjaculation précoce est un phénomène neurobiologique (qui concerne les cellules et les tissus nerveux) qui met en cause des neurotransmetteurs (substances chimiques présentes dans le cerveau). Depuis plusieurs années, les médecins utilisent des médicaments qui agissent sur quelques-uns de ces neurotransmetteurs (il s'agit de la sérotonine). Ces médicaments, qui sont des antidépresseurs, ont pour effet d'induire une éjaculation retardée et on peut donc les utiliser pour traiter certains cas d'éjaculation précoce. De plus, des recherches sur les animaux montrent que certaines régions du cerveau semblent jouer un rôle déterminant dans l'éjaculation. Les recherches dans ce domaine se poursuivent et il sera sans doute bientôt possible d'identifier avec précision la partie du cerveau qui fait défaut.

Par ailleurs, on sait que les dommages neurologiques causés par le diabète peuvent entraîner une atteinte des nerfs du pénis. Cela peut provoquer, entre autres, un problème d'éjaculation précoce. « Plus récemment, nous avons appris que des facteurs héréditaires et

LE SAVIEZ-VOUS ?

Selon des études scientifiques, environ 90 % des hommes souffrant d'éjaculation précoce jouissent dans la première minute suivant la pénétration et 80 % d'entre eux éjaculent dans les 30 secondes.

génétiques pouvaient aussi avoir un impact important en ce qui concerne l'éjaculation précoce. On est donc très loin des hypothèses psychologiques d'il y a 30 ans ! »

Bien sûr, l'importance des facteurs physiologiques ne signifie pas que les facteurs psychologiques soient anodins. Ils peuvent aggraver le problème. Ainsi, l'éjaculation précoce peut contribuer au développement d'une anxiété de performance, voire à un problème de couple.

« Il est très important que les hommes et les femmes sachent que l'éjaculation précoce est avant tout une question physiologique, car de nombreux hommes éprouvent une grande culpabilité face à ce trouble sexuel », insiste le Dr McCormack.

ETUDE DE CAS

L'ÉJACULATION PRÉCOCE DE SIMON

Simon est un homme de 38 ans, marié et père de trois enfants. Il est artiste-peintre et vit en banlieue avec sa famille. Aucune difficulté financière ou conjugale n'assombrit son existence. En fait, son seul problème, c'est son éjaculation précoce.

Ce trouble est présent depuis le début de sa vie sexuelle, mais il semble empirer depuis deux ans. Ce que Simon accepte fort mal puisqu'il s'attendait à « maîtriser » son éjaculation en vieillissant. Quelques années auparavant, il avait consulté un sexologue et pratiqué sans succès certaines techniques, dont celle de la compression du pénis. Il a très peur que ce problème ne fragilise son mariage puisque sa femme semble moins intéressée qu'avant à faire l'amour. Mais il n'ose pas aborder le sujet avec elle...

Il se confie plutôt à son médecin. Après un questionnaire et un examen complet, celui-ci ne décèle aucune anomalie. Il lui explique que certains médicaments aident à retarder l'éjaculation.
Il l'informe que les sexologues ont maintenant de nouveaux outils plus efficaces pour venir à bout de l'éjaculation précoce. Il lui conseille aussi fortement de discuter avec sa conjointe de ce qui le préoccupe.

L'ÉJACULATION RETARDÉE

Par ailleurs, si bien des hommes ne parviennent pas à maîtriser l'éjaculation, d'autres ont de la difficulté à éjaculer. C'est ce qu'on appelle l'éjaculation retardée. Présente depuis toujours ou survenue subitement, elle peut prendre diverses formes :

- Éjaculation seulement si le coït est très long (trop long pour l'autre personne) ;
- Éjaculation uniquement par la masturbation ou la fellation par la (ou le) partenaire ;
- Éjaculation seulement lorsque l'homme se masturbe lui-même.

« Il est normal que l'éjaculation soit plus longue à venir avec l'âge. Cependant, certains médicaments, tels que les sédatifs, les antidépresseurs, les amphétamines, les inhibiteurs alpha-adrénergiques (pour l'hypertrophie bénigne de la prostate) et l'alcool peuvent causer le problème. Il est aussi possible que les diabétiques en souffrent parce que l'atteinte neurologique aura ralenti le mécanisme d'éjaculation. »

L'ANÉJACULATION

Il arrive aussi parfois – mais c'est très rare (cela concerne moins de 5 % des hommes) – que l'homme n'éjacule jamais ou presque jamais : c'est l'anéjaculation. Tout comme l'éjaculation retardée, l'anéjaculation peut être présente depuis le début de la vie sexuelle ou survenir subitement.

Cela signifie-t-il que l'homme n'a pas d'orgasmes ? « Pas nécessairement. Bien sûr, chez l'homme, le plaisir du rapport sexuel atteint son point culminant avec l'orgasme, qui coïncide avec l'éjaculation. Habituellement, l'un ne va pas sans l'autre. L'éjaculation est le réflexe physiologique et l'orgasme représente la sensation de plaisir. Mais il arrive que les deux ne se produisent pas ensemble. Chez les blessés médullaires, par exemple, soit les personnes qui ont une lésion à la moelle épinière, il est possible que l'homme paralysé parvienne à éjaculer. Mais il n'en ressentira pas de plaisir puisque le contact avec le cerveau est coupé. De la même manière, il pourra ressentir un orgasme cérébral (la sensation d'éjaculer) sans pour autant avoir une érection ni éjaculer. »

« L'éjaculation retardée et l'anéjaculation sont encore terra incognita pour les médecins, dit le Dr McCormack. En effet, si nous connaissons bien le réflexe de l'éjaculation, les facteurs qui lui nuisent restent difficiles à cerner parce qu'ils font en grande partie appel à la psychologie ou à des facteurs physiologiques mal compris. Nous savons cependant que certains médicaments (surtout les antidépresseurs) peuvent nuire au mécanisme de l'éjaculation. Leur effet disparaît lorsqu'on arrête de les prendre. »

L'ÉJACULATION RÉTROGRADE

Ce trouble de l'éjaculation est mieux connu des médecins (on l'appelle « l'orgasme à sec ») même s'il n'y a pas vraiment de statistiques à son sujet. Il s'agit du cas d'un homme qui jouit normalement, qui a la sensation d'éjaculer, mais qui n'émet pas de sperme. Que se passe-t-il ? Le sperme est tout simplement envoyé dans la vessie plutôt que d'être expulsé à l'extérieur. Il se mêle à l'urine et il est éliminé lors de la miction. Bien souvent, l'homme ne s'en aperçoit pas. Qu'on se rassure : cela ne présente aucun danger pour la santé.

Cela peut survenir après des interventions chirurgicales qui ont endommagé le mécanisme coordonnant la fermeture du passage entre l'urètre et la vessie (prostatectomie transurétrale pour l'hypertrophie bénigne de la prostate, chirurgie du col vésical, etc.). Le diabète avancé peut aussi détériorer ce mécanisme (30 % des diabétiques sont concernés). Certains hommes souffrent d'une malformation congénitale de l'appareil urinaire (on ne parle pas ici du pénis). Il y a aussi des médicaments qui peuvent en être responsables, comme les inhibiteurs alpha-adrénergiques (pour traiter l'hypertrophie bénigne de la prostate).

LA MALADIE DE LA PEYRONIE

Décrite pour la première fois en France en 1743 par François Gigot de la Peyronie, premier chirurgien du roi Louis XV, la maladie de La Peyronie touche quatre hommes sur mille. Tout à fait bénigne, elle peut survenir à n'importe quel âge. Néanmoins, pour une raison inconnue, on la rencontre davantage chez des hommes dans la cinquantaine.

La maladie de La Peyronie se manifeste par la formation d'une plaque fibreuse (comme une cicatrice) sur l'enveloppe interne entourant les corps caverneux de la verge. Par palpation, il est possible de sentir la plaque dure lorsque la verge n'est pas en érection. Le plus souvent, la lésion se trouve sur la face dorsale (arrière) du pénis.

Handicapés par cette lésion, les tissus perdent alors une partie de leur élasticité. Lors de l'érection (parfois douloureuse), le pénis ne peut plus s'étirer complètement, ce qui lui donne une forme courbée. Une courbure peu importante ne perturbe pas la vie sexuelle, mais, quelquefois, cette courbure est telle que les rapports sexuels sont difficiles, voire impossibles. On estime que 50 % des hommes atteints de cette maladie vont éprouver un trouble de l'érection.

« Chez certains hommes, l'érection s'arrête à la hauteur de la plaque fibreuse, laissant le reste de la verge molle. Dans ce cas, la maladie entraîne le dysfonctionnement érectile puisqu'il n'est pas possible de maintenir une érection suffisante pour permettre la pénétration », dit le Dr McCormack.

Les causes de la maladie de La Peyronie restent encore largement inconnues même si des hypothèses ont été émises à son sujet. Pour certains, un facteur génétique entrerait en ligne de compte puisqu'elle est souvent associée à d'autres maladies génétiques,

LA MALADIE DE LA PEYRONIE

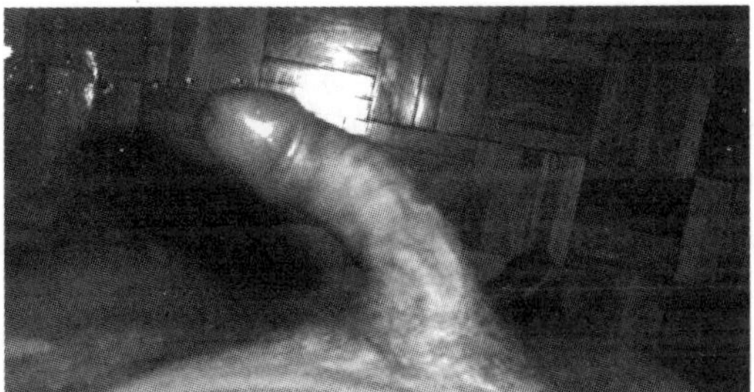

telles que la « contracture de Dupuytrin », qui se caractérise par une perte d'élasticité des tissus de la paume de la main.

« Quoi qu'il en soit, il importe de rassurer les hommes qui ont cette maladie – elle n'est pas dangereuse pour la santé, rappelons-le. J'explique à mes patients qu'elle présente une forme aiguë pendant environ 12 mois, période pendant laquelle la déformation apparaît et s'accentue, et où la douleur se fait sentir. Le patient n'a d'autre choix que de vivre avec cette maladie. Lorsque la déviation du pénis lui

ETUDE DE CAS

LA MALADIE DE LA PEYRONIE DE DAMIEN

Damien a 52 ans. Il prend trois verres de vin et fume un paquet de cigarettes par jour. Malgré son tabagisme, il joue au squash plusieurs fois par semaine. Il est divorcé depuis quatre ans, mais il a quelqu'un dans sa vie.

Il consulte son médecin parce que, ces derniers mois, il a remarqué que son pénis se courbe et il ressent une douleur quand il est en érection. Il a également l'impression que ses érections sont moins rigides au bout du pénis et réussir une pénétration devient de plus en plus difficile. Très inquiet, il veut savoir ce qui se passe.

Au cours de l'examen, son médecin décèle une plaque durcie sous le pénis. Ce que Damien n'avait jamais remarqué. Le médecin diagnostique la maladie de La Peyronie et explique à son patient qu'on n'en connaît pas vraiment la cause, mais que ce n'est pas dangereux. Il envoie Damien consulter un urologue en lui disant d'apporter une photo de son pénis en érection afin que le spécialiste puisse juger de l'importance de la courbure.

L'urologue examine le patient et confirme le diagnostic. Il lui prescrit de la vitamine E et lui demande de revenir le voir pour des examens de contrôle dans 6 et 12 mois. Il lui dit que ce n'est pas un problème dangereux et que cette courbure peut être opérée une fois la maladie stabilisée (c'est-à-dire après environ 12 mois).

permet quand même de faire l'amour, il est quelquefois obligé d'adopter des positions plutôt acrobatiques... » Puis, la maladie cesse de progresser et on peut alors évaluer la déformation permanente et ses effets sur la vie sexuelle. Les séquelles sont variables. Certains pénis reviennent pratiquement à l'état normal (avec très peu de déformation), tandis que d'autres conservent des séquelles importantes et un traitement chirurgical est alors nécessaire. Étant donné qu'on ne peut pas savoir à l'avance comment évoluera la situation, le rôle du médecin se limite à renseigner et à soutenir son patient.

■ LE PRIAPISME

Si la maladie de La Peyronie est sans gravité pour la santé, ce n'est pas le cas du priapisme, qui est cependant extrêmement rare. En fait, il est si peu commun qu'on ne tient pas de statistiques à son sujet.

De quoi s'agit-il au juste ? D'une érection qui dure plus de quatre heures et qui n'est pas provoquée par l'excitation sexuelle. Cela résulte d'un problème de circulation sanguine dans la verge qui se traduit par un engorgement persistant et donc par une rigidité continue. Cela peut également survenir après l'éjaculation, le sang restant dans le pénis au lieu de refluer dans l'organisme.

Diverses maladies qui affectent la circulation et la viscosité du sang peuvent causer le priapisme : l'anémie falciforme (qu'on rencontre surtout chez les hommes de race noire), le diabète, la leucémie et les métastases cancéreuses dans la région pelvienne. Certains médicaments en sont également responsables : les anti-coagulants, les phénothiazines, la trazodone (un antidépresseur), le sildénafil (Viagra) et les injections péniennes (*Cf. chapitre 5*). Certains toxicomanes, faute d'accès à d'autres veines qui sont bloquées à force d'être piquées, s'injectent la drogue dans le pénis, ce qui peut également provoquer le priapisme.

« D'autre part, un priapisme peut survenir à la suite d'un traumatisme au pénis ou au périnée (la zone entre le rectum et les testicules). Par exemple, à la suite d'une chute à ski, d'une bagarre, d'une partie de football, etc. Le traumatisme peut aussi se produire lors de relations sexuelles prolongées en portant un anneau pénien. »

Il faut consulter un médecin d'urgence lorsque l'érection dure plus de quatre heures, sinon le priapisme risque d'entraîner des dommages irréversibles aux tissus de la verge (une fibrose, soit la formation de tissus rigides qui ne pourront plus se gorger de sang pour permettre l'érection). Cela peut même aller jusqu'à empêcher définitivement toute nouvelle érection. « Il faut souligner que, aussi grave qu'il soit, le priapisme ne survient pas sans raison », précise le Dr McCormack.

ETUDE DE CAS

LE PRIAPISME DE BRIAN

Brian a 26 ans. Il travaille comme barman au centre-ville. Malgré deux tentatives de sevrage, il continue d'acheter de la cocaïne qu'il s'injecte. Récemment, parce qu'il avait de plus en plus de difficultés à se piquer dans les veines des avant-bras, il a décidé de s'injecter la drogue dans le pénis. C'est un copain toxicomane qui lui a suggéré de le faire.

Quelques minutes après sa piqûre, Brian s'est retrouvé en érection de façon tout à fait incontrôlable. Il a trouvé ça « plutôt marrant » au début. Six heures plus tard, l'érection était toujours là et son pénis commençait à être douloureux. Il est allé à l'urgence. Le médecin a constaté le priapisme et l'a aussitôt envoyé voir l'urologue. Ce dernier a d'abord tenté sans succès d'aspirer à l'aide d'une seringue le sang contenu dans le pénis. Il a ensuite injecté un antidote dans le pénis. Ce traitement s'est avéré partiellement efficace, mais le priapisme a repris quelques instants plus tard. L'urologue a alors décidé d'emmener Brian en salle d'opération, où il a pratiqué une opération chirurgicalee afin de drainer les corps caverneux. Heureusement, l'opération a réussi et Brian a quitté l'hôpital 24 heures plus tard sans séquelles permanentes.

LES TROUBLES DU DÉSIR

Le désir sexuel (la libido) est quelque chose de complexe, qui est influencé par la culture personnelle, le bagage familial et héréditaire, les valeurs de vie, la situation économique et le contexte social. En fait, le nombre de facteurs qui peuvent jouer sur le désir n'a pas de limite.

Il est tout à fait normal de ne pas être inspiré quand on a des problèmes financiers ou un enfant gravement malade, lorsqu'on souffre de dépression, quand on a des problèmes au travail, quand le couple traverse une crise ou est encroûté dans ses petites habitudes, etc. « Quand la conjointe d'un homme ne l'excite plus, mais qu'il jette des œillades coquines à sa nouvelle collègue de travail, sa libido n'est certes pas remise en question. Par contre, son couple a sans aucun doute un problème ! », dit le Dr McCormack.

Le véritable trouble du désir, c'est la baisse de libido sans raison apparente. C'est l'homme qui se sent fatigué, qui n'éprouve plus aucune envie pour quelque activité sexuelle que ce soit, avec qui que ce soit, mais sans être capable de dire pourquoi. Si les médecins n'en connaissent pas la cause précise, ils savent néanmoins que cela peut devenir un cercle vicieux : les hommes atteints de trouble du désir ont tendance à éprouver de l'anxiété à l'égard de la sexualité. Alors, quand ils essaient d'avoir un rapport amoureux, ils sont tellement stressés à l'idée ne pas y arriver qu'ils finissent par laisser tomber toute velléité sexuelle (c'est la fameuse anxiété de performance dont il est question au chapitre 2).

Quelles en sont les causes ? « Nous n'avons pas encore toutes les réponses à cette question. Néanmoins, nous savons que divers éléments peuvent causer la perte du désir sexuel : l'hypogonadisme, l'anémie, le diabète, l'obésité maladive (l'obésité très prononcée), une tumeur hypophysaire, une forte consommation d'alcool ou de drogue. Pourquoi ? Parce que tous ces éléments réduisent indirectement les pulsions sexuelles à cause de la fatigue ou de la baisse de testostérone qu'ils provoquent. Certains pensent aussi qu'il s'agirait d'un problème lié à l'andropause (*Cf. chapitre 2*). Il y a également des médicaments qui peuvent inhiber l'envie de faire l'amour, dont les antihypertenseurs, les inhibiteurs des récepteurs adrénergiques et le finastéride (pour traiter l'hypertrophie bénigne de la prostate), les antiandrogènes (pour le cancer de la prostate), les agents anxiolytiques, les antipsychotiques, les statines (pour réduire le taux de cholestérol) et les amphétamines. »

Parfois, il faut se pencher sur l'aspect psychologique pour découvrir que le patient souffre de phobie sexuelle (peur panique du sexe par crainte de l'engagement, par exemple), d'aversion sexuelle (la répugnance extrême à avoir des rapports amoureux) ou d'autres troubles psychologiques profonds. « Le patient en panne de désir représente un défi médical parce qu'il y a une vaste gamme de causes possibles. L'homme qui en souffre devrait consulter son médecin afin de déterminer si un problème de santé physique ou médicamenteux sous-jacent ne serait pas à l'origine de sa baisse de libido. »

ETUDE DE CAS

LE TROUBLE DU DÉSIR DE FLORIAN

Florian est un professeur de 57 ans. Habituellement dynamique et plein d'entrain, il note une nette perte d'énergie depuis quelques mois. À tel point qu'il ne fait presque plus de sport. Sa femme le trouve toujours fatigué et lui reproche son manque d'appétit sexuel. Il décide de consulter son médecin, car il a entendu dire que cela pourrait être à cause de l'andropause.

Le médecin ne lui trouve rien de particulier. Il décide alors de procéder à un dosage du taux de testostérone biodisponible, lequel s'avère nettement inférieur à la normale. Afin de savoir pourquoi, le médecin demande ensuite un dosage de la prolactine, une autre hormone qui peut faire baisser le taux de testostérone. Comme son taux de prolactine est légèrement élevé, il soupçonne la présence d'une tumeur de l'hypophyse. Après vérification auprès d'un endocrinologue, cette hypothèse est écartée.

Le médecin évoque avec Florian la possibilité d'instaurer une hormonothérapie substitutive afin de corriger son faible taux de testostérone.

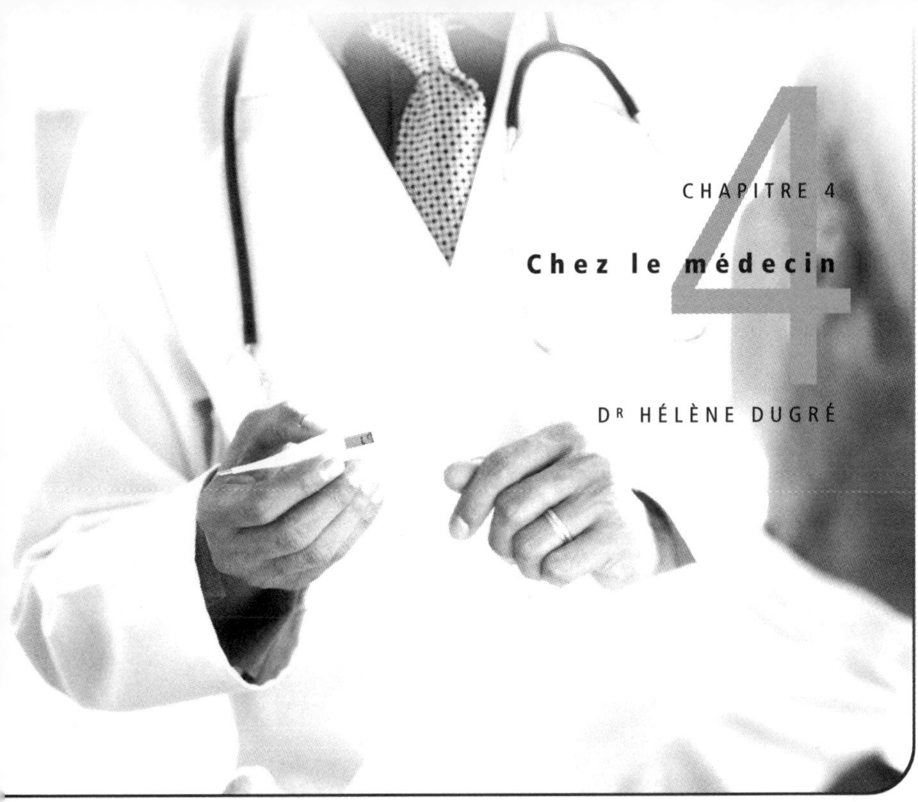

CHAPITRE 4

Chez le médecin

Dr HÉLÈNE DUGRÉ

IL FAUT ALLER CONSULTER !

Les hommes ont peu tendance à consulter un médecin. La plupart du temps, ils ne s'y résignent que lorsqu'ils commencent vraiment à s'inquiéter (ou quand leur partenaire les y traîne de force !). Il en va de même avec les troubles d'ordre sexuel et c'est peut-être même pire dans ce cas-là. En effet, bien qu'elles soient censées ne plus être taboues, les questions de sexualité restent souvent embarrassantes pour les hommes, qui se sentent atteints au plus profond de leur intimité. Cette gêne est normale, mais elle doit absolument être surmontée si on veut régler le problème.

En général, le médecin de famille connaît bien les troubles sexuels masculins et il peut procéder à l'évaluation afin d'établir le diagnostic et de proposer le traitement le plus approprié. En outre, il est en mesure de cerner le problème dans son ensemble parce qu'il connaît l'état médical et le contexte psychosocial de son patient. C'est vraiment la première personne à consulter.

« Cependant, certains hommes seront moins gênés de parler de leur problème avec un médecin totalement inconnu, avec qui ils n'ont aucun lien. C'est tout à fait légitime. L'important, c'est de reconnaître la difficulté et d'en parler si cela devient un sujet d'inquiétude », souligne le Dr Hélène Dugré, qui, au fil des ans, a appris à comprendre à demi-mot quand un patient lui dit, mal à l'aise, quelque chose du genre : « Docteur, ça ne fonctionne plus comme avant... ».

En passant, il y a de plus en plus de femmes qui pratiquent la médecine (leur nombre est d'ailleurs en voie de dépasser celui des hommes). Leur est-il plus difficile de parler de santé sexuelle avec leurs patients ? Les hommes hésitent-ils davantage à aborder le sujet avec une femme médecin ? « Non, cela ne fait pas de différence. Je reçois autant de patients que mes confrères. Évoquer le problème constitue

TROP NOMBREUX À SOUFFRIR EN SILENCE !

Si les hommes consultent peu pour leurs troubles sexuels, c'est en partie parce qu'ils ont l'impression d'être les seuls à qui cela arrive. Pourtant, rappelons que 52 % des hommes de 40 à 70 ans ont un trouble de l'érection et que l'éjaculation précoce affecte 35 % de la population masculine.

Ils espèrent aussi que le temps arrangera les choses, ce qui n'est pas toujours le cas. Enfin, ils croient qu'il n'existe pas de traitement efficace qui pourrait les aider.

Ce sont des idées préconçues qui les empêchent de retrouver leur santé sexuelle et leur bien-être général. Ainsi, on sait par exemple que seulement 15 % des hommes souffrant de dysfonctionnement érectile vont voir leur médecin. Même si l'apparition du sildénafil (Viagra) a contribué à faire tomber des barrières, 85 % continuent de souffrir en silence. Quel dommage ! Car les professionnels de la santé sont en mesure de les aider et de les renseigner sur les causes du dysfonctionnement érectile et des autres troubles sexuels ainsi que sur les traitements possibles.

généralement l'obstacle majeur et, une fois ce premier pas franchi, les choses se passent bien. On arrive à créer un climat de confiance qui permet d'aborder les problèmes sexuels dans une atmosphère de compréhension. Depuis que j'ai commencé à exercer, un seul patient a préféré s'en aller parce qu'il était trop mal à l'aise pour aborder la question avec moi », précise le Dr Dugré.

UN QUESTIONNAIRE D'AUTOÉVALUATION POUR LE TROUBLE DE L'ÉRECTION

Avez-vous des problèmes d'érection ? Un peu, parfois, souvent ? Vous ne savez pas si c'est normal, mais vous hésitez à en parler à un médecin ? Un questionnaire d'autoévaluation simple et rapide du dysfonctionnement érectile peut vous aider à y voir plus clair et à vous décider à consulter. L'un des outils les plus utilisés, mis au point aux États-Unis, est le Sexual Health Inventory for Men (SHIM). Il comporte cinq questions avec un choix de réponse. Le score obtenu est un bon indicateur du degré de gravité du trouble de l'érection.

Encerclez la réponse qui vous semble la plus appropriée.
Au cours des six derniers mois :

A) *À quel point étiez-vous sûr de pouvoir avoir une érection et de la maintenir ?*

1. Pas sûr du tout
2. Pas très sûr
3. Moyennement sûr
4. Sûr
5. Très sûr

B) *Lorsque vous avez eu des érections à la suite de stimulations sexuelles, à quelle fréquence votre pénis a-t-il été suffisamment rigide (dur) pour permettre la pénétration ?*

0. Je n'ai eu aucune activité sexuelle
1. Presque jamais ou jamais
2. Rarement (beaucoup moins que la moitié du temps)
3. Quelquefois (environ la moitié du temps)

4. La plupart du temps (beaucoup plus que la moitié du temps)
5. Presque tout le temps ou tout le temps

C) ***Pendant vos rapports sexuels, à quelle fréquence avez-vous pu rester en érection après la pénétration ?***

0. Je n'ai pas essayé d'avoir des rapports sexuels
1. Presque jamais ou jamais
2. Rarement (beaucoup moins que la moitié du temps)
3. Quelquefois (environ la moitié du temps)
4. La plupart du temps (beaucoup plus que la moitié du temps)
5. Presque tout le temps ou tout le temps

D) ***Lors de vos rapports sexuels, à quel point vous a-t-il été difficile de rester en érection jusqu'à la fin de ces rapports ?***

0. Je n'ai pas essayé d'avoir des rapports sexuels
1. Extrêmement difficile
2. Très difficile
3. Difficile
4. Un peu difficile
5. Pas difficile

E) ***Lorsque vous avez essayé d'avoir des rapports sexuels, à quelle fréquence en avez-vous été satisfait ?***

0. Je n'ai pas essayé d'avoir des rapports sexuels
1. Presque jamais ou jamais
2. Rarement (beaucoup moins que la moitié du temps)
3. Quelquefois (environ la moitié du temps)
4. La plupart du temps (beaucoup plus que la moitié du temps)
5. Presque tout le temps ou tout le temps

Additionnez les chiffres que vous avez encerclés. Si votre score est de 21 ou moins, il se peut que vous présentiez des signes de dysfonctionnement érectile. Si cela vous préoccupe, vous devriez en parler à votre médecin de famille.

L'ÉVALUATION MÉDICALE, LA CLÉ DU DIAGNOSTIC

L'évaluation médicale permet de cerner la nature du trouble sexuel à l'aide d'un questionnaire précis sur les antécédents sexuels, psychosociaux et médicaux, de même que par un examen complet. « À elles seules, ces informations détaillées suffisent la plupart du temps à déterminer la prévalence des facteurs physiologiques ou psychologiques », souligne le Dr Dugré.

Avec le questionnaire sur les antécédents sexuels, le médecin cherchera à savoir comment est apparu le trouble sexuel. A-t-il toujours existé ? Sinon, dans quel contexte est-il survenu ? Est-ce persistant ou cela ne se produit-il que de temps en temps ? Si ses érections ne sont pas complètes, le patient peut-il quand même atteindre l'orgasme ? A-t-il récemment changé de partenaire ? A-t-il connu une baisse de la libido ? Cela se produit-il seulement avec sa conjointe ou n'a-t-il plus du tout envie de faire l'amour ? Comment la partenaire réagit-elle ? Le couple est-il encore actif sexuellement ?

Les antécédents psychosociaux peuvent permettre d'identifier des difficultés personnelles ou de relation de couple. Le patient traverse-t-il une période pénible ? A-t-il perdu son emploi, eu des problèmes financiers, vécu un deuil ? Se sent-il fatigué ou déprimé ? Est-il satisfait de son existence ? A-t-il déjà été victime d'abus sexuel dans sa jeunesse ? Quelle sorte d'éducation sexuelle a-t-il reçu ? Aime-t-il toujours sa conjointe ? Comment va la relation de couple en général ? Y a-t-il des mésententes conjugales, au sujet des enfants par exemple, qui creusent un fossé entre les conjoints ?

« En cas de troubles du désir ou de dysfonctionnement érectile, si le médecin soupçonne des éléments dépressifs, il peut demander au patient de remplir l'Inventaire de Beck. Il s'agit d'un questionnaire d'évaluation qui permet de détecter la présence d'un trouble dépressif et son degré de gravité. Ce test, que le patient effectue chez le médecin ou chez lui, contient 21 séries d'affirmations sur différents symptômes dépressifs (sentiment de tristesse, comportement au travail, appétit sexuel, etc.). Il est très efficace et il est couramment utilisé par les médecins », précise le Dr Dugré.

Les antécédents médicaux, quant à eux, mettent en lumière les troubles physiques qui pourraient causer un trouble sexuel ou y contribuer. Le problème est-il arrivé à la suite de la prise d'un nouveau médicament ? Le patient a-t-il d'autres ennuis de santé ? Souffre-t-il de maladies cardiovasculaires comme l'hypertension artérielle ou l'hypercholestérolémie ? Est-il atteint d'une maladie cardiaque, de diabète, d'affections neurologiques ? Est-ce qu'il fume, boit ou se drogue ? A-t-il subi une opération dans la région du bas-ventre ou une chirurgie de la prostate ?

L'examen physique consiste en un examen du système cardiovasculaire, des caractéristiques sexuelles secondaires, de l'appareil génital et du système neurologique. Il sert à déceler la présence d'un problème physique qui pourrait contribuer au trouble sexuel.

L'examen cardiovasculaire comprend la mesure de la tension artérielle et de la fréquence cardiaque, de même que la palpation des artères des membres inférieurs (pour vérifier s'il y a une diminution du débit sanguin). On recherche aussi de l'œdème (enflure) qui est, parfois, un signe d'insuffisance cardiaque.

L'examen des caractéristiques sexuelles secondaires permet de vérifier d'abord s'il y a atrophie ou ramollissement des testicules.

L'ÉVALUATION EN UNE SEULE QUESTION !

Le patient a-t-il des érections fermes au réveil (érections que beaucoup d'hommes attribuent faussement à l'envie d'uriner), quand il se masturbe ou lorsqu'il regarde des films érotiques ?

Oui ? Alors, c'est le signe que la « mécanique » fonctionne bien et qu'il faut se pencher sur les facteurs psychologiques.

En fait, cette question est essentielle même si un examen et un questionnaire approfondis sont nécessaires pour trouver la cause du trouble de l'érection. Si les médecins n'avaient que cinq minutes pour procéder à une évaluation, c'est la question qu'ils poseraient à leur patient.

Il évalue aussi la répartition de la pilosité, la présence d'obésité abdominale et de gynécomastie (augmentation anormale des glandes mammaires chez les hommes). Cela pourrait indiquer des déséquilibres endocriniens qui expliqueraient les troubles du désir.

L'examen génital complet permet d'évaluer une malformation ou une plaque pénienne pouvant indiquer une maladie de La Peyronie. Quant au toucher rectal (indiqué chez tous les hommes de plus de 40 ans), il sert à exclure des anomalies de la prostate pouvant indiquer la présence d'un cancer ou contribuer à un problème d'éjaculation.

L'examen neurologique sera utile dans des affections telles que les lésions médullaires, la sclérose en plaques ou des complications du diabète, qui peuvent être responsables d'un dysfonctionnement érectile. Cet examen permettra de vérifier la sensibilité vibratoire au niveau des pieds chez les diabétiques (le test consiste à poser un diapason sur les pieds : les diabétiques gravement atteints ne sentent pas la vibration) ainsi que, chez les autres patients, la puissance et la coordination des membres inférieurs. L'examen neurologique est aussi parfois indiqué dans les cas de trouble de l'éjaculation.

Pour le dysfonctionnement érectile, le médecin peut demander une analyse de sang si cela n'a pas été fait dans les 12 derniers mois (il y a peu de chances que des changements soient survenus dans l'intervalle) afin d'exclure des maladies telles que le diabète ou une dyslipidémie (taux de cholestérol anormalement élevé). Si le désir du patient a diminué sans raison apparente ou s'il y a une perte de désir associée au dysfonctionnement érectile, le médecin peut demander un bilan hormonal (par une prise de sang) afin de vérifier le taux de testostérone, de prolactine et d'hormones thyroïdiennes (des hormones qui peuvent toutes avoir un impact sur le désir sexuel).

■ DES TESTS SPÉCIALISÉS

Il arrive quelquefois que le médecin demande d'autres examens, plus spécialisés, pour les hommes qui souffrent de dysfonctionnement érectile. On y a recours quand on veut exclure la présence au niveau du pénis d'une atteinte physique qui pourrait être à l'origine du trouble de l'érection.

« Cependant, en dehors de ces cas précis, ces examens ne sont pas souvent utilisés, précise le Dr Dugré. Autrefois, les médecins faisaient surtout ces analyses en vue d'une intervention chirurgicale pénienne. Aujourd'hui, grâce aux nouveaux traitements, notamment le sildénafil (Viagra), les opérations ne sont presque plus jamais nécessaires (elles servaient, entre autres, à revasculariser le pénis). Les examens sont donc beaucoup moins utiles. Et c'est tant mieux, car on ne peut les faire que dans certains établissements spécialisés et leur coût est parfois prohibitif. »

Le Doppler est un appareil à ultrasons qui enregistre la pression artérielle dans le pénis. Le médecin la compare ensuite à celle du bras gauche (cela s'appelle l'index pénobrachial). Si la différence de pression entre les deux est trop élevée, le médecin soupçonnera une baisse de l'afflux sanguin dans les artères du pénis (ce qui risque de signaler la présence d'une maladie cardiovasculaire généralisée). Le Doppler Duplex, plus spécialisé, peut en outre mesurer le débit sanguin directement dans les artères du pénis. Ces examens sont simples, indolores et ils se font en 20 minutes. On peut les compléter par une injection intracaverneuse. Il s'agit d'une injection dans la verge (qui peut entraîner un léger inconfort) de substances qui dilatent les artères du pénis et provoquent une érection, ce qui permet de mieux évaluer le système artériel et veineux du pénis.

Le pléthysmographe pénien nocturne est un appareil qui permet d'enregistrer les érections nocturnes. Il mesure la durée des érections, l'augmentation de la circonférence du pénis et sa rigidité. Cet appareil portatif peut être apporté à la maison et on peut l'installer soi-même pendant deux ou trois nuits consécutives. Il s'agit de deux anneaux – l'un est placé à la base du pénis et l'autre, à l'extrémité – qui sont reliés à l'appareil.

Si le pléthysmographe n'enregistre pas d'érection ou seulement des érections partielles avec une rigidité incomplète, le trouble de l'érection est sans doute d'origine physique. Au contraire, si l'examen est normal, il faut prendre davantage en considération les aspects psychologiques.

Après évaluation, s'il le juge nécessaire, le médecin adressera son patient à une clinique spécialisée dans les troubles sexuels (il y en a quelques-unes au Canada) ou à un autre spécialiste (urologue, endocrinologue, cardiologue, neurologue, psychiatre). Signalons que les hommes atteints de la maladie de La Peyronie doivent apporter une photo de leur pénis en érection à leur urologue afin que celui-ci puisse évaluer l'importance de la déformation.

Le sexologue est aussi souvent appelé en renfort, car il peut aider le patient et le couple à explorer les éléments psychologiques du trouble sexuel, à aborder les solutions possibles et à retrouver une sexualité satisfaisante. Même lorsque le problème est surtout d'ordre physique, la réaction psychologique qu'il entraîne peut aggraver la difficulté sexuelle. Il arrive que le médecin travaille en parallèle avec le sexologue, notamment quand le couple a besoin d'aide pour intégrer un traitement médical (*Cf. chapitre 7*).

CHAPITRE 5

Le traitement du dysfonctionnement érectile

Dr MICHAEL McCORMACK
Dr LUC VALIQUETTE

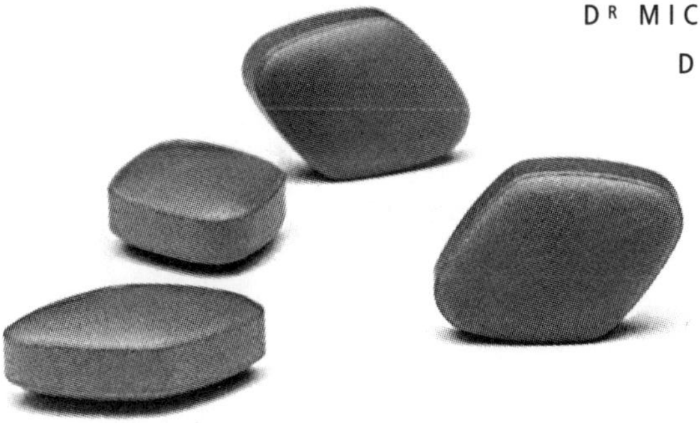

UN TRAITEMENT DE CHOIX !

Dans la plupart des cas, le dysfonctionnement érectile peut être soigné et les hommes qui en sont affectés peuvent retrouver une sexualité satisfaisante. Voilà d'excellentes nouvelles ! Il s'agit d'abord d'établir le bon diagnostic grâce à un questionnaire complet, à une évaluation physique minutieuse et à des examens de laboratoire. Une fois que les facteurs de risque et les causes possibles ont été identifiés, on tente d'abord d'agir sur les éléments réversibles (cesser de fumer, maîtriser le diabète, perdre du poids, modifier la médication, etc.). On entreprend ensuite le traitement médical, qui sera choisi non seulement en fonction des besoins et des objectifs du patient, mais également en fonction de ceux du couple. Il n'est pas rare que l'intervention d'un sexologue soit sollicitée.

LE SILDÉNAFIL (VIAGRA)

En vente depuis 1998, le Viagra s'est emparé du jour au lendemain de 98 % du marché mondial du traitement du trouble de l'érection. Les trois premières années, plus de 20 millions d'hommes ont été traités à l'aide de ce médicament sur la planète. Époustouflant ! On comprend facilement pourquoi : il s'agit du premier traitement oral efficace, qui provoque peu d'effets secondaires, qui est facile à utiliser, que l'on peut prendre sur demande et qui ne crée pas d'accoutumance. Et il est vraiment très efficace : près de 80 % des hommes obtiennent des résultats favorables, même les blessés médullaires. Un des seuls cas dans lesquels le Viagra n'a pas d'effet, c'est quand les vaisseaux

DÉCOUVERT PAR HASARD !

L'effet du sildénafil (Viagra) sur la fonction érectile a été découvert tout à fait par hasard par les scientifiques.

Au début des années 1990, la compagnie pharmaceutique Pfizer procédait à des essais cliniques sur une nouvelle molécule visant à traiter l'angine de poitrine.

Devant des résultats plutôt décevants, les chercheurs ont voulu arrêter l'étude. Mais les volontaires masculins, eux, voulaient continuer à prendre les comprimés... On a rapidement compris pourquoi : ils avaient d'excellentes érections et ils avaient vite fait le lien avec le médicament !

C'est ainsi qu'est né le Viagra, dont le nom – fait intéressant à noter – a été trouvé par un ordinateur. Pour baptiser un médicament, les compagnies pharmaceutiques demandent souvent à l'ordinateur de sortir une liste de mots qui n'existent dans aucune langue. Il ne leur reste plus qu'à choisir dans la liste. « Viagra » n'est donc pas, comme certains médias l'ont prétendu à l'époque, une contraction des mots « vigueur » et « Niagara » !

sanguins du pénis sont très obstrués (ils le sont même parfois complètement), l'empêchant de se remplir de sang.

« Le taux de succès est encore supérieur chez ceux qui présentent un trouble de l'érection à prédominance psychologique, comme l'anxiété de performance, par exemple (90 %). Toutefois, le Viagra fonctionne moins bien chez les hommes atteints de diabète (60 %) ou chez ceux dont le dysfonctionnement érectile résulte d'une prostatectomie radicale (45 %). Pourquoi ? Parce que, du fait de ces maladies ou de ces interventions, les mécanismes neurologiques et vasculaires sont plus endommagés », explique le Dr Valiquette.

COMMENT AGIT LE VIAGRA ?

Le sildénafil n'agit pas sur le cerveau et ne provoque pas l'érection. Il aide tout simplement l'homme à obtenir ou à maintenir son érection. À la suite d'une stimulation sexuelle, les nerfs du pénis libèrent des substances chimiques (des neurotransmetteurs) qui provoquent une dilatation des vaisseaux sanguins du pénis. Ces substances sont d'habitude rapidement dégradées par l'organisme, qui doit en fabriquer d'autres pour maintenir l'érection. Ce que fait le sildénafil, c'est d'empêcher la dégradation d'une de ces substances, le GMP-cyclique, permettant ainsi le maintien de l'érection.

Par conséquent, le sildénafil est un médicament qui « donne un coup de main » au processus normal de l'érection. « Un homme qui prendrait un comprimé de Viagra et qui attendrait passivement qu'une érection se produise risquerait d'attendre longtemps ! Il faut qu'il y ait une stimulation sexuelle pour que le sildénafil puisse agir sur le GMP-cyclique. »

Le Viagra n'est donc pas un aphrodisiaque. L'homme doit être stimulé sexuellement pour que le médicament agisse. Pour être efficace, le traitement exige que l'on change certaines habitudes. Ainsi, le comprimé doit être pris au moins 30 minutes et idéalement une heure avant la relation sexuelle, ce qui signifie que le couple doit planifier davantage ses rapports amoureux. Si l'homme prend le comprimé après un souper copieux arrosé de vin, il lui faudra attendre au moins une heure et parfois deux avant que le produit ne fasse effet (la nourriture grasse et l'alcool retardent l'absorption du médicament).

« L'effet du Viagra dure en moyenne quatre heures, ce qui ne veut pas dire que l'homme aura une érection durant quatre heures, mais plutôt qu'il dispose d'une " fenêtre " d'environ quatre heures pour avoir une relation sexuelle. Certains couples pourront faire l'amour plus d'une fois durant cette période. Chez certains hommes, l'effet dure jusqu'au lendemain matin. Il faut environ 24 heures pour que le médicament disparaisse complètement de l'organisme. C'est pour cela qu'il faut attendre 24 heures avant de prendre un autre comprimé afin d'éviter une accumulation du médicament. »

Le sildénafil existe en trois doses : 25 mg, 50 mg et 100 mg. La dose à prendre dépend de l'état de santé, de la gravité du problème et des interactions possibles avec d'autres médicaments. C'est au médecin de décider de ce qui convient. « Et ce n'est pas en avalant deux ou trois comprimés à la fois ou en prenant le médicament plus souvent que ça marchera nécessairement mieux. Dès que l'efficacité a atteint son maximum, le reste est superflu et ne peut qu'amplifier les effets secondaires. Soulignons toutefois que le surdosage n'est pas vraiment dangereux pour la santé. »

EFFETS SECONDAIRES ET CONTRE-INDICATIONS

Les principaux effets secondaires sont les maux de tête, la rougeur au visage, les maux d'estomac et la congestion nasale. « Chez la majorité des patients, ces effets sont bénins, bien tolérés et

EFFETS SECONDAIRES

Maux de tête :	**16 %**
Rougeur subite au visage :	**10 %**
Troubles digestifs :	**6,5 %**
Vision « bleutée » :	**3 %**
Congestion nasale :	**4,2 %**
Diarrhées :	**2 %**
Étourdissements :	**2 %**

temporaires. Néanmoins, il est toujours prudent d'en discuter avec son médecin ou son pharmacien et de ne jamais partager le médicament avec quelqu'un d'autre. Il y a également des hommes qui sont allergiques aux produits contenus dans le Viagra, mais c'est très rare. » Fait intéressant à souligner, certains hommes verront la vie en bleu ! Chez environ 3 % des utilisateurs, le médicament agit sur une enzyme qui sert à distinguer les couleurs. De sorte que, dans les quatre heures suivant la prise du sildénafil, ces hommes verront un peu comme s'ils portaient des lunettes de soleil teintées en bleu. Ce n'est pas dangereux du tout et ça ne gêne en rien leur capacité visuelle.

LE TRAITEMENT DU DYSFONCTIONNEMENT ÉRECTILE PAR LE SILDÉNAFIL (VIAGRA[MC*]) EST-IL SANS RISQUE?

Oui, à condition que l'homme:

- **ne prenne ou ne doive prendre de la nitroglycérine ou des nitrates. Associés au Viagra, ces produits peuvent provoquer une forte baisse de la tension artérielle, qui, dans le pire des cas, peut être fatale, selon l'état du cœur du patient.**
- **ne fasse de l'hypotension artérielle causant des symptômes**
- **n'ait des douleurs dans la poitrine pendant les rapports sexuels**
- **n'ait récemment subi une crise cardiaque ou un AVC**
- **ne consomme des *poppers* (une sorte de drogue) et du *Spanish fly* (un « aphrodisiaque » vendu dans les boutiques d'articles érotiques) car ce sont des dérivés de nitrates qui peuvent aussi provoquer une baisse de la tension artérielle.**

En cas de doute, parlez-en à votre médecin.

* Pfizer Products Inc., Pfizer Canada Inc., titulaire d'une licence.

Le sildénafil est inoffensif pour la plupart des hommes, même s'ils ont une maladie cardiovasculaire. « Si le cardiologue ou le médecin de famille confirme que l'état du cœur d'un patient cardiaque lui permet d'avoir une activité sexuelle, il peut prendre du Viagra, à condition, évidemment, qu'il ne prenne pas de nitrates ou de dérivés nitrés. En cas de doute, il faut toujours demander l'avis du médecin ou du cardiologue. »

Certains patients sont préoccupés par le risque d'un accident cardiaque lié au médicament. Il n'y a pas lieu de s'inquiéter. La compagnie Pfizer a procédé à de nombreuses et rigoureuses études scientifiques sur des milliers d'hommes. Ces recherches médicales n'ont établi aucun lien entre le sildénafil et les accidents cardiaques rapportés.

En terminant, soulignons que si le Viagra aide un grand nombre d'hommes qui sont aux prises avec un trouble de l'érection, ce n'est pas un produit magique et il ne règle pas les problèmes de couple ou les troubles du désir, par exemple, qui doivent être soumis à l'attention d'un sexologue. Le sexologue peut aussi être utile dans les cas où, par exemple, l'homme ou sa partenaire ont de la difficulté à s'habituer au médicament parce qu'ils trouvent que cela rend leur vie amoureuse un peu trop artificielle. Il faut aussi rappeler que ce produit ne fonctionne pas chez tous les hommes (six à huit essais infructueux sont nécessaires avant de conclure qu'il n'est pas efficace pour un utilisateur). Il est donc important de connaître les autres solutions.

LES AUTRES SOLUTIONS

LE TRAITEMENT TRANSURÉTRAL (MUSE)

Le Medicated Urethral System of Erection (MUSE) consiste à insérer dans l'urètre un minisuppositoire d'alprostadil de la taille d'un grain de riz (1,4 mm de large sur 3 à 6 mm de long, selon la concentration utilisée). Ce médicament est absorbé par les parois de l'urètre et il se rend par la circulation sanguine dans les corps caverneux du pénis, où il agit de la même manière que l'alprostadil injecté directement dans les corps caverneux. Cependant, comme l'absorption est moins bonne que lorsque le produit est injecté directement dans les corps caverneux, la méthode n'est efficace que dans environ 40 % des cas.

Voici comment se déroule l'opération : après une miction, on insère le minisuppositoire à l'aide d'un applicateur dans l'ouverture du pénis (le méat urinaire). On doit ensuite procéder à un léger massage de la verge pour accélérer l'absorption du médicament et augmenter son efficacité. L'érection survient en moins de 20 minutes (la stimulation sexuelle n'est pas nécessaire) et elle dure généralement moins d'une heure (qu'il y ait eu éjaculation ou non). Pendant cette période, le pénis peut rester en érection même si le rapport sexuel est terminé.

MUSE[MD] – TRAITEMENT TRANSURÉTRAL *

Assis ou debout, étirez lentement le pénis vers le haut au maximum en exerçant une légère pression allant du bout à la base du gland. Cela redresse et ouvre l'urètre.

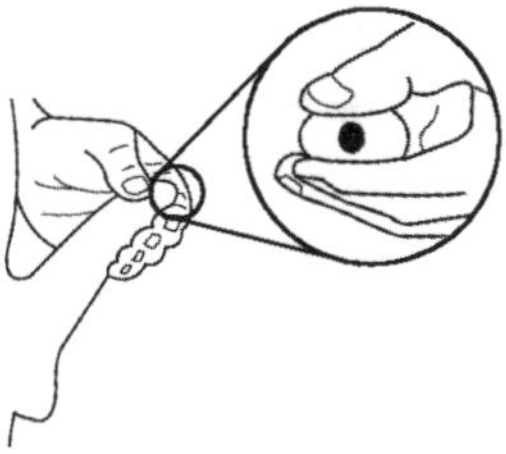

Insérez lentement la tige de l'applicateur dans l'urètre jusqu'au collet. Il est très important de l'insérer jusqu'au collet pour assurer l'absorption correcte du minisuppositoire médicamenteux.

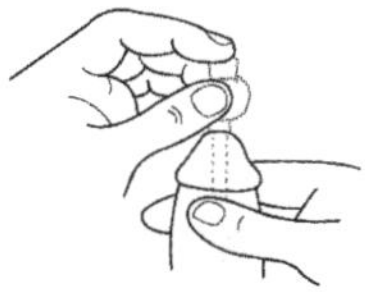

En tenant le pénis vers le haut et en l'étirant au maximum, le rouler fermement entre les mains pendant au moins 10 secondes pour s'assurer que le médicament est correctement réparti le long des parois de l'urètre.

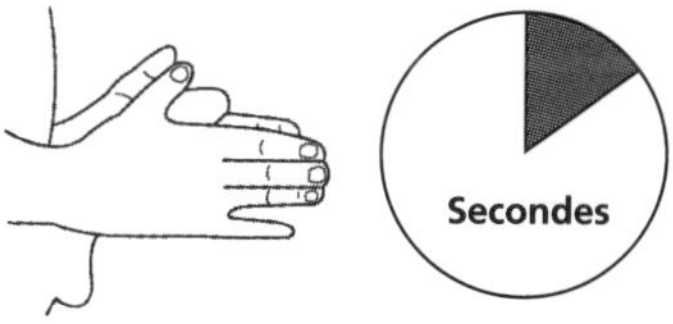

Levez-vous et marchez pendant 10 minutes pendant que l'érection apparaît. Cette activité fait augmenter l'afflux sanguin dans le pénis et améliore la qualité de l'érection. Attendez au moins 10 minutes avant de commencer le rapport sexuel.

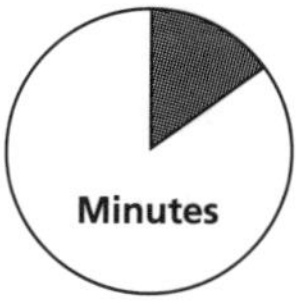

* MUSE est une marque de commerce déposée de Vivus Pharmaceuticals.

« Toute maladie du sang qui prédispose au priapisme est une contre-indication au MUSE. Ce médicament comporte peu d'effets indésirables, si ce n'est quelquefois une sensation de brûlure au moment d'uriner et une certaine sensation désagréable dans l'urètre (ce qui survient dans 36 % des cas). Ce problème est plus fréquent chez les diabétiques. Si la partenaire sexuelle est enceinte, l'homme doit mettre un condom quand il utilise ce médicament, car il pourrait déclencher des contractions de l'utérus. De plus, on suggère d'utiliser une méthode contraceptive si la partenaire est en âge de procréer, car on ne connaît pas encore l'effet de ce produit sur le fœtus. Pour cette raison, on ne doit pas non plus utiliser le MUSE si on essaie d'avoir des enfants », précise le Dr McCormack.

LES INJECTIONS INTRACAVERNEUSES (OU INJECTIONS PÉNIENNES)

Il s'agit d'un traitement qui est apparu au début des années 1980 et qui est efficace dans plus de 85 % des cas, quelle que soit la cause du dysfonctionnement érectile. Cependant, les hommes n'aiment pas l'idée de se piquer dans le pénis. C'est d'ailleurs pourquoi la moitié des

INCROYABLE MAIS VRAI !

Les injections intracaverneuses ont fait leurs preuves d'une bien drôle de manière !

La communauté médicale n'avait jamais pensé que des médicaments injectés dans les corps caverneux du pénis pouvaient provoquer une érection rapide et durable. Du moins jusqu'en 1983... En effet, au cours d'un congrès de l'American Urological Association qui se tenait à Las Vegas, un scientifique britannique, le Dr Giles Brindley, a fait la démonstration que ce traitement était efficace...

Le médecin britannique s'est injecté le produit dans son propre pénis et, pantalon baissé, il a fait le tour de l'assistance stupéfiée et hilare pour en montrer le résultat. C'est ce qui s'appelle convaincre les gens preuve en main !

patients abandonnent rapidement cette forme de traitement et que d'autres l'écartent d'emblée, croyant à tort que c'est douloureux ou dangereux.

La méthode consiste à s'injecter sur le côté du pénis un médicament ou un mélange de médicaments directement dans l'un ou l'autre des corps caverneux (ils communiquent entre eux). Les produits utilisés sont l'alprostadil (nom commercial: Caverject MD), la papavérine (un dérivé de l'opium), la phentolamine ou un mélange de ces trois produits. Sous l'action du médicament, les muscles des parois artérielles et des corps caverneux du pénis se relâchent, permettant à l'organe de s'engorger de sang. En moins de 15 minutes, même sans stimulation sexuelle, le pénis atteint automatiquement une rigidité complète qui durera entre 30 minutes et une heure en moyenne. Une fois la relation sexuelle terminée, l'érection peut encore persister pendant un certain temps, même après l'éjaculation.

« Le médecin doit montrer au patient comment faire l'injection afin d'éviter les ecchymoses (saignement bénin sous la peau du pénis). Les premières fois, la piqûre peut provoquer une petite crampe passagère dans le pénis. Quelques essais seront néanmoins nécessaires pour déterminer la dose de médicament qui convient au patient. Qui plus est, on recommande de ne pas se piquer toujours au même endroit pour ne pas favoriser la formation d'une cicatrice, ce qui pourrait entraîner une déformation du pénis, un peu comme

INJECTION INTRACAVERNEUSE

Partie injectable (zone ombrée)

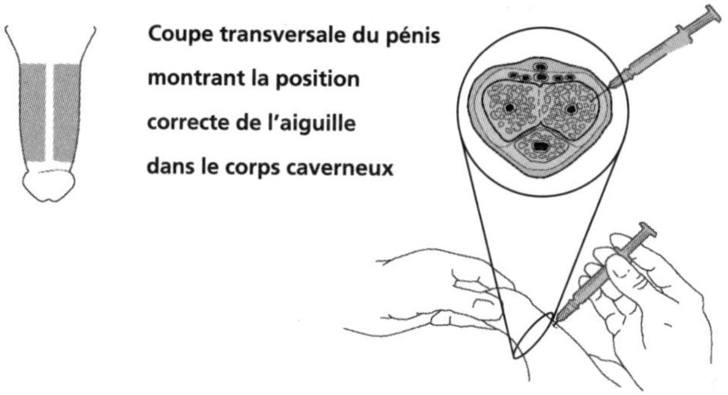

dans la maladie de La Peyronie », dit le Dr McCormack. Il faut aussi éviter de se piquer plus d'une fois toutes les 24 heures, car une surdose du médicament risque de déclencher un priapisme.

La principale chose à surveiller, c'est la durée de l'érection. Si elle persiste pendant plus de quatre heures, on risque d'évoluer vers un priapisme (ce qui peut parfois arriver, surtout si l'on utilise de la papavérine). Il faut alors se rendre à l'urgence pour recevoir un antidote afin de supprimer l'érection.

Les contre-indications concernent les hommes qui sont allergiques à l'un ou à l'autre des produits (ce qui est exceptionnel) ou qui présentent une maladie du sang prédisposant au priapisme. De plus, les patients qui prennent des médicaments anticoagulants (pour éclaircir le sang) doivent faire très attention, lorsqu'ils s'injectent le produit, de ne pas provoquer d'hémorragie ou d'hématome. Ce traitement est aussi déconseillé aux hommes qui ont une peur maladive des piqûres, qui ont des problèmes de vue (ils auraient de la difficulté à bien faire les injections), qui ont les mains qui tremblent (comme dans la maladie de Parkinson) ou qui sont obèses (parce qu'ils ne voient pas leur pénis). Les diabétiques qui s'injectent régulièrement de l'insuline ont l'habitude de se servir d'une seringue et ils sont des candidats de choix pour cette technique.

LA PROTHÈSE EXTERNE (OU POMPE À VIDE)

La prothèse externe consiste en un cylindre ouvert à une extrémité et relié par une tubulure à une pompe qui permet de faire le vide d'air. Une fois le pénis à l'intérieur du cylindre, qui est parfaitement hermétique, le vide créé par la pompe attire le sang dans la verge. Une valve de sécurité permet de limiter la pression exercée pour ne pas endommager les tissus. Cela entraîne une bonne rigidité en quelques minutes, et ce, sans stimulation sexuelle. Une fois l'érection obtenue, on la maintient en enfilant un anneau élastique pour serrer la base du pénis. On enlève ensuite la pompe et le cylindre, et la relation sexuelle peut avoir lieu.

L'anneau de compression ne doit pas être laissé en place plus de 30 à 45 minutes. Passé ce délai, les cellules du pénis risquent de manquer d'oxygène et des caillots de sang peuvent se former dans la verge et causer des blessures permanentes à l'intérieur des corps caverneux. De nombreux hommes n'aiment pas sentir l'anneau à la base du pénis ; ils trouvent cela inconfortable et ils déplorent aussi que le pénis devienne froid (parce que la circulation est temporairement coupée, comme lorsqu'on se met un élastique à la base d'un doigt).

« Le côté mécanique de cette méthode en décourage plus d'un, poursuit le Dr McCormack. Ça ne s'apprend pas du premier coup, mais, avec un peu de pratique, un homme peut obtenir une érection en quelques instants. En fait, les couples qui ont appris à maîtriser cette technique l'estiment efficace à environ 80 %. Il y a une seule contre-indication à l'utilisation de la prothèse externe : les anti-

PROTHÈSE EXTERNE (OU POMPE À VIDE)

Une fois le pénis à l'intérieur du cylindre, la pompe produit un vide qui attire le sang dans la verge

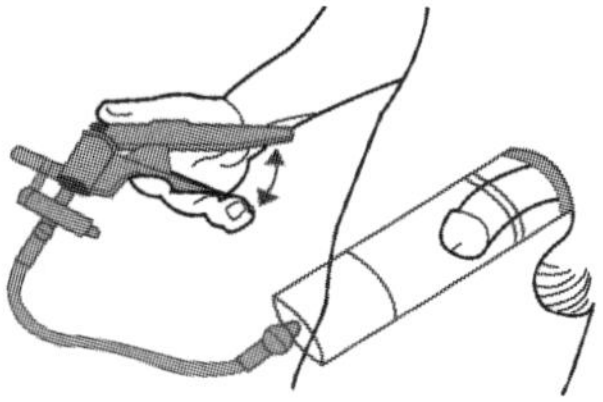

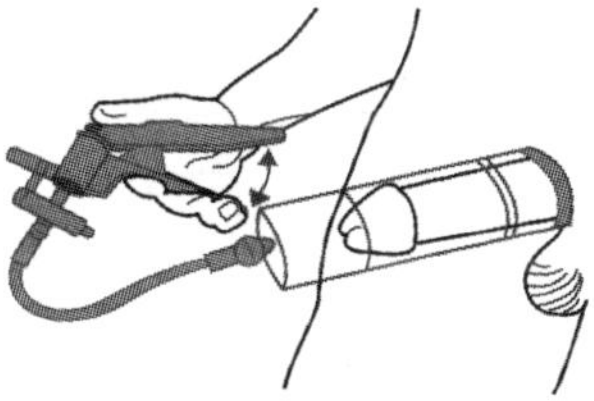

Ce vide produit une érection en quelques minutes

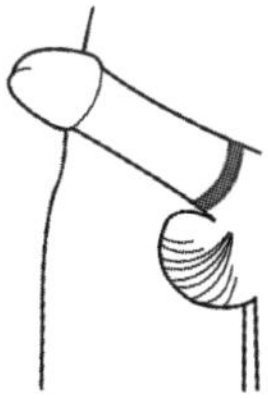

On fait glisser l'anneau de tension du cylindre à la base du pénis et on retire le cylindre

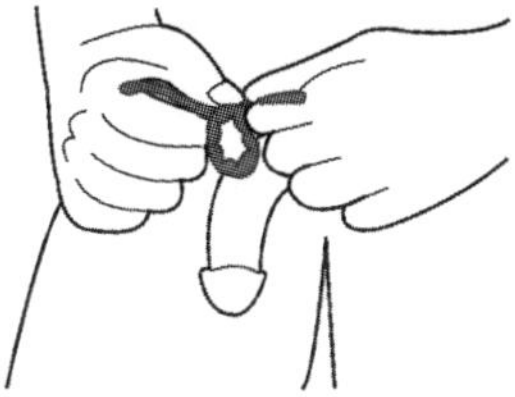

Une fois que l'anneau de tension est retiré du pénis, celui-ci retrouve sa flaccidité habituelle

coagulants (le coumadin, par exemple, qui est prescrit aux personnes qui souffrent, entre autres, de maladies cardiaques ou de thrombophlébite, ou qui ont eu un AVC). En fait, parce que ce médicament empêche le sang de coaguler, un petit traumatisme dû à la prothèse ou à l'anneau risque de provoquer un épanchement sanguin dans le pénis, (hématome ou bleu). Un conseil : il ne faut pas lésiner sur la qualité de la pompe et de l'anneau de compression parce que cela peut faire toute la différence entre l'échec et la réussite. »

LES IMPLANTS PÉNIENS

La pose de « tuteurs » péniens à l'intérieur des corps caverneux existe depuis le début des années 1970. La technique consiste à insérer des implants dans les deux corps caverneux de la verge. Ces prothèses sont efficaces dans la très grande majorité des cas. Il peut arriver – mais c'est très rare – que l'on soit obligé de les faire enlever pour cause d'infection. Il en existe deux modèles principaux : les semi-rigides (ou malléables) et les gonflables.

La prothèse semi-rigide est composée d'une tige métallique entourée de silicone. On insère une prothèse dans chaque corps caverneux. Ce type de prothèse a plusieurs avantages : il est moins coûteux que les modèles gonflables, il est peu compliqué du point de vue mécanique, il se brise rarement et il est assez facile à installer. Le pénis est toujours prêt à entrer en fonction parce qu'il est en semi-érection permanente (une érection pas tout à fait complète, mais suffisante pour permettre la pénétration). Par contre, pour cette même raison, cette érection est plus difficile à dissimuler sous les vêtements malgré le fait que les tiges métalliques soient maintenant assez malléables.

Quant à la prothèse gonflable, sa forme et son fonctionnement permettent d'imiter le pénis normal. Elle est composée de deux cylindres, d'un réservoir d'eau saline et d'une pompe hydraulique. Les cylindres sont insérés dans les corps caverneux du pénis et le réservoir est placé dans l'abdomen. Le tout est relié à une pompe placée dans le scrotum. Lorsque le patient active la pompe (en pressant et en relâchant le bouton de gonflage dissimulé dans le scrotum), l'eau saline entre dans les cylindres et fait gonfler les corps caverneux jusqu'à érection complète. Une fois la relation sexuelle terminée, il appuie sur la valve de la pompe pour renvoyer le liquide dans le réservoir. Le pénis reprend donc un aspect normal au repos. Cette prothèse coûte beaucoup plus cher, elle est plus compliquée à installer et elle est plus sujette à des problèmes mécaniques pouvant nécessiter une opération chirurgicale.

Même si la technique s'est raffinée avec les années, la pose de prothèses est une chirurgie irréversible qui comporte des risques et des complications. On craint surtout l'infection de la prothèse (il faut alors tout enlever) et le mauvais fonctionnement à cause d'un ajustement inadéquat ou d'un bris mécanique. Qui plus est, la pose d'implants crée une fibrose irréversible des corps caverneux du pénis, ce qui détruit définitivement le mécanisme d'érection naturel. Donc, si l'homme doit se faire enlever la prothèse pour une raison ou pour une autre, il ne sera plus jamais capable d'avoir une érection (à moins qu'on ne lui mette une autre prothèse). Les implants péniens peuvent être installés chez les diabétiques, mais ces derniers sont plus à risque d'avoir des infections que les autres.

Alors que c'était naguère la principale méthode pour aider les hommes souffrant du trouble de l'érection, la pose d'implants péniens n'est maintenant utilisée qu'en dernier ressort depuis l'apparition des méthodes peu invasives. Parce qu'elle est irréversible, on ne la recommande que lorsque toutes les autres méthodes ont échoué.

LES MÉTHODES « ALTERNATIVES »

Certains hommes tentent de régler leur problème de dysfonctionnement érectile à l'aide de produits dits « naturels » parce qu'ils aiment avoir un certain contrôle sur leur corps, parce qu'ils ne veulent pas prendre de médicaments ou tout simplement parce qu'ils se disent qu'ils n'ont rien à y perdre et que cela ne peut pas être dangereux.

La médecine traditionnelle ne prétend pas tout savoir. Il existe sûrement des substances naturelles qu'on connaît peu ou pas du tout et qui ont un effet positif sur la fonction sexuelle. Cependant, les connaissances scientifiques sur les suppléments alimentaires sont assez limitées parce que très peu d'études sérieuses ont été faites sur ce sujet.

Comment se fait-il que les produits naturels ne soient pas vraiment étudiés ? « Pour la simple et bonne raison que ce n'est pas à l'avantage des compagnies qui les fabriquent ! dit le Dr McCormack. Si un fabricant soumettait son produit à une étude scientifique rigoureuse, effectuée dans les règles de l'art, ce produit entrerait dès lors dans la catégorie des médicaments et il serait assujetti à toute une série de réglementations strictes et coûteuses. Sans compter que l'étude risquerait de conclure que le produit n'est pas

EFFET RÉEL OU EFFET PLACEBO ?

On peut se demander si les solutions de rechange ou les produits dits « naturels » ont un effet réel ou un simple effet placebo. Voyons cela de plus près.

Lorsque les chercheurs d'une compagnie pharmaceutique étudient un médicament, ils séparent les volontaires en deux groupes : l'un reçoit le médicament, l'autre un placebo (une substance sans médicament). Les sujets de l'étude ne savent pas ce qu'ils reçoivent. Or, dans les études sur le traitement du trouble de l'érection, on a constaté que 25 % des hommes ayant reçu un placebo affirment que leurs érections s'améliorent. C'est un effet psychologique, bien sûr.

Ces 25 % sont importants quand on considère l'efficacité des solutions « naturelles ». En fait, si les fabricants ou les vendeurs proclament fièrement que leur produit est efficace dans 25 % à 30 % des cas, on peut en déduire que ce n'est guère mieux qu'un effet placebo... Leur efficacité réelle doit donc être mise en doute.

Le mieux est d'en parler à son médecin.

efficace. Donc, les fabricants ont tout intérêt à laisser courir les rumeurs... »

Les stéroïdes anabolisants sont très populaires auprès des culturistes. En fait, ils ont la réputation d'augmenter la masse et la force musculaires. Bref, de créer des surhommes. Il n'est donc pas surprenant qu'ils intéressent ceux qui souffrent de trouble de l'érection. Dans leur cas, les deux stéroïdes les plus vendus sont l'androsténédione et la déhydroépiandrostérone (plus connue sous le nom de DHEA). Ils ne sont pas en vente libre au Canada.

On croit que ces deux produits, que l'on dit à base de produits naturels, se transforment, entre autres, en testostérone dans l'organisme masculin et que cela peut donc avoir un effet sur la libido. Or, aucune des études réalisées n'a permis de confirmer ce point. Par contre, trois recherches ont conclu que l'androsténédione peut avoir des conséquences néfastes sur la santé en général (en faisant diminuer le taux de HDL – le « bon » cholestérol) et même sur la santé cardiovasculaire (ce qui reste à confirmer). Quant au DHEA, les comprimés en contiennent d'habitude une dose très faible, trop faible en fait pour avoir un effet quelconque sur la capacité érectile. Et aucune recherche n'en a constaté les bienfaits sur les troubles sexuels.

Le ginkgo biloba est extrait des feuilles d'un arbre asiatique. On lui attribue des effets positifs sur les maladies dégénératives (comme la maladie d'Alzheimer) ; on croit aussi qu'il pourrait ralentir le phénomène du vieillissement et aider les hommes à avoir des érections. « Ici encore, aucune étude scientifique n'a prouvé son efficacité sur le dysfonctionnement érectile. Par contre, il est attesté que ce produit agit comme un anticoagulant. Il faut donc éviter d'en consommer si on prend déjà des anticoagulants comme l'aspirine ou le coumadin. L'association risquerait de provoquer une hémorragie interne. »

La yohimbine est extraite de l'écorce d'un arbre qui pousse en Afrique, le yohimbehe. Naguère, certains médecins en prescrivaient pour traiter le dysfonctionnement érectile. Ce qu'on ne fait plus aujourd'hui, car le produit a été déclaré inefficace dans ce domaine.

Qui plus est, la yohimbine pourrait provoquer certains effets secondaires : palpitations, rougeurs, hausse de la tension artérielle, étourdissements, insomnie et crises de panique.

La L-arginine, un acide aminé essentiel, fait bande à part (si l'on peut dire dans les circonstances !). C'est un des produits dits « naturels » qui intéressent les scientifiques. « La L-arginine aide, entre autres, à fabriquer des substances chimiques (neurotransmetteurs) qui sont nécessaires à l'érection. Deux études sérieuses ont conclu que les hommes qui avaient une carence de ces neurotransmetteurs avaient tiré avantage de suppléments de L-arginine. Il reste toutefois à savoir si cela est efficace chez tous les hommes qui souffrent de dysfonctionnement érectile. C'est une molécule qui semble prometteuse et les scientifiques essaient d'en faire un médicament efficace. Les suppléments que l'on peut acheter sur le Web (ils ne sont pas en vente libre au Canada) ne sont pas assez puissants pour favoriser les érections. » Cet acide aminé se trouve aussi dans l'alimentation : les légumes, les grains entiers et les noix en contiennent. On entend parfois dire que manger cinq grammes de noix par jour favorise l'érection. C'est possible. On ne risque rien à essayer !

« Il y a également d'autres produits à qui l'on prête des vertus aphrodisiaques : le ginseng, l'*Avena sativa*, le *Tribulus terrestris* et le *Turnera diffusa*. L'efficacité de ces suppléments diététiques reste douteuse et seules des recherches scientifiques pourront nous éclairer sur ce plan. On fait le même constat avec les médecines douces, comme l'acupuncture, la réflexologie ou l'homéopathie. On ne dit pas que ce n'est pas efficace. On souligne simplement que leur efficacité n'a pas été prouvée scientifiquement », conclut le Dr McCormack.

CE QUE RÉSERVE L'AVENIR

L'apparition du sildénafil (Viagra) a profondément modifié l'approche thérapeutique du dysfonctionnement érectile. Son acceptation rapide par les patients et son efficacité ont orienté les recherches vers d'autres produits comparables ou vers de nouvelles utilisations des produits existants. Ainsi, trois autres médicaments oraux (le tadalafil, le vardénafil et l'apomorphine) se retrouveront sans doute sur le marché canadien d'ici peu.

Le tadalafil et le vardénafil appartiennent à la même classe thérapeutique que le sildénafil. C'est donc dire qu'ils agissent de la même façon et qu'ils entraînent sensiblement les mêmes effets secondaires. Il est trop tôt pour établir des comparaisons entre ces différents produits, mais cela ne saurait tarder. L'apomorphine diffère des autres par son mécanisme d'action. Elle agit sur le système nerveux central pour stimuler la propagation des impulsions du cerveau (c'est-à-dire la transmission des messages nerveux) jusque dans le pénis. Les nausées sont le principal effet secondaire. Il n'y a pas d'interaction avec les dérivés nitrés et, en ce sens, ce produit pourra probablement être utilisé par les patients qui prennent des médicaments à base de nitrates.

Par ailleurs, on pourra peut-être un jour administrer le sildénafil (Viagra) à l'aide d'un vaporisateur nasal ou de timbres sublinguaux (placés sous la langue, ils fondent en quelques minutes). Les chercheurs étudient aussi la faisabilité de présenter l'alprostadil (substance contenue dans le MUSE et le Caverject) en gel, en crème ou en timbres transdermiques. Quant à la phentolamine, qui est déjà utilisée en injections intracaverneuses, il se pourrait bien qu'elle soit proposée à l'avenir sous forme de préparation orale.

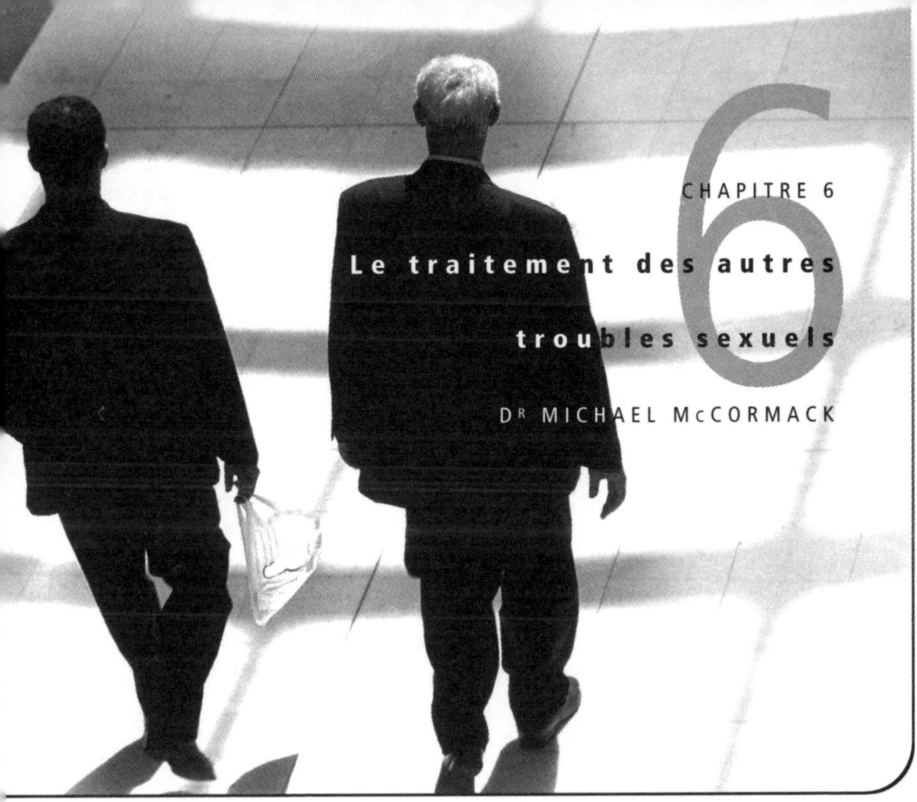

CHAPITRE 6

Le traitement des autres troubles sexuels

Dr MICHAEL McCORMACK

L'ÉJACULATION PRÉCOCE

Soulignons, en guise de préambule, que le problème de l'éjaculation précoce tend à se résorber avec l'âge. Sans aller jusqu'à dire qu'il disparaît totalement, ce qui peut néanmoins parfois arriver, la majorité des hommes vieillissants remarquent qu'ils parviennent de mieux en mieux à se retenir. Pourquoi au juste ? « C'est difficile à dire. Peut-être que la peau du pénis perd un peu de sa sensibilité, dit le Dr McCormack. Quoi qu'il en soit, les hommes ne sont pas obligés d'attendre la cinquantaine pour espérer régler leur problème. Nous pouvons les aider bien avant ! »

Le médecin peut prescrire un antidépresseur pour traiter l'éjaculation précoce. Non pas parce qu'il pense que son patient a un problème psychologique, mais parce que ce médicament agit sur le système nerveux et retarde le réflexe éjaculatoire. Au début du traitement, le patient doit prendre un comprimé par jour pendant trois semaines. Ensuite, ce sera un comprimé deux ou trois heures avant la relation sexuelle, et ce, chaque fois qu'il prévoira avoir des rapports intimes. L'antidépresseur n'a pas vraiment d'effets secondaires sur l'humeur et sur la fonction érectile, car le patient n'en prend pas aussi souvent que les gens qui souffrent de dépression et parce que les doses sont moins fortes. C'est un traitement efficace dans 70 % des cas. Néanmoins, sa connotation psychologique en rebute plus d'un, tout comme le fait d'être « obligé » de prévoir à l'avance quand on va faire l'amour.

Il est également possible d'avoir recours à des injections intracaverneuses sur ordonnance médicale. Ce sont les mêmes injections que celles qui sont utilisées pour le dysfonctionnement érectile (*Cf. chapitre 5*). « Comme l'érection persistera après l'éjaculation (elle dure une heure en moyenne), l'homme pourra jouir et continuer à faire l'amour. Ce traitement n'aide pas à éjaculer moins vite, mais il permet à l'homme de contourner le problème en lui donnant une érection qui durera assez longtemps pour satisfaire le ou la partenaire. » Les injections peuvent être faites au besoin et pas nécessairement à chaque relation sexuelle. C'est à l'homme d'en choisir la fréquence (une fois sur deux, une fois sur quatre, toutes les fois, etc.). Il arrive, dans certains cas d'anxiété de performance, que l'homme reprenne confiance en ses moyens et qu'il parvienne à se passer du médicament.

Par ailleurs, certains médecins suggéreront la rééducation périnéale, soit l'affermissement des muscles du plancher pelvien. Pour cela, on pratique les exercices de Kegel ; ce sont les mêmes exercices que ceux que l'on recommande aux nouvelles accouchées. Chez les hommes, ils peuvent contribuer à retarder l'éjaculation. Que faut-il faire ? C'est tout simple : on contracte les fesses et l'anus pendant 10 secondes et on répète l'exercice pendant une quinzaine de minutes, deux à trois fois par jour. En outre, certains hommes parviennent à retarder leur jouissance en contractant ces mêmes muscles pendant qu'ils font l'amour. C'est un petit truc facile et qui s'avère parfois efficace.

Afin de diminuer la sensibilité du pénis, on trouve, en vente libre, des crèmes anesthésiantes spécialement conçues à cet usage. « C'est une substance qui insensibilise la peau, un peu comme le topique utilisé par les dentistes. On l'applique sur le gland (le bout du pénis), on enfile un condom (il favorise l'absorption de la crème et évite d'insensibiliser le vagin) et on attend 30 minutes, le temps que le produit ait bien pénétré dans la peau. Il faut garder le condom en faisant l'amour pour être sûr que ça fonctionne. C'est une solution simple, qui ne coûte pas cher, qui peut convenir à ceux qui n'aiment pas prendre de médicaments et qui donne des résultats dans 40 % des cas. » Cependant, il y a un aspect technique qui ne plaît pas à tout le monde (il est parfois compliqué de garder le condom pendant la période d'attente). En outre, le fait d'insensibiliser la peau du pénis diminue le plaisir de l'homme. Certains ont même des difficultés à conserver leur érection.

« Certains éjaculateurs précoces portent un ou plusieurs condoms lors de leurs relations sexuelles ; cela leur permet de réduire l'excitation et de retarder la jouissance. Mais ce n'est pas efficace pour tout le monde. Il y a aussi des hommes qui préfèrent se masturber ou se faire masturber pour avoir un premier orgasme " rapide ". Ils sont ensuite capables de " tenir " plus longtemps avec leur partenaire. Enfin, certains se maîtrisent mieux quand ils augmentent la fréquence de leurs rapports sexuels. Il est certain qu'il n'est pas facile de se retenir quand on ne fait l'amour qu'une fois par mois ! »

Étant donné qu'il n'y a aucune contre-indication pour chacune de ces méthodes, on peut les essayer toutes et choisir celle qui convient le mieux. Qui plus est, la sexothérapie donne d'excellents résultats (jusqu'à 95 % d'efficacité), même dans les cas d'éjaculation précoce d'origine physique, comme l'hypersensibilité cutanée du pénis. Le sexologue pourra, entre autres, aider son patient à « apprivoiser » son excitation sexuelle. En combinant sexothérapie et traitement médical, les hommes qui ont ce problème maximisent leurs chances de réussite (*Cf. chapitre 7*).

L'ÉJACULATION RETARDÉE ET L'ANÉJACULATION

Ce sont deux troubles sexuels pour lesquels la médecine n'a malheureusement pas de traitement. « À part changer les médicaments qui peuvent être responsables de l'éjaculation retardée, le médecin n'a pas vraiment de solution à proposer. Le sexothérapeute peut être appelé en renfort, car on pense qu'une composante psychologique est souvent liée à ce problème. Sinon, le patient n'a d'autre choix que d'apprendre à vivre avec. Mais, souligne le Dr McCormack, la plupart des hommes qui sont aux prises avec ces troubles sexuels (ils sont cependant très rares) s'en accommodent plutôt bien. Ça ne les dérange pas vraiment une fois qu'on leur a assuré que ce n'est pas dangereux pour leur santé. »

Mais que se passe-t-il pour ceux qui veulent fonder une famille ? « Ils finissent par y parvenir de façon naturelle. En effet, éjaculation retardée et anéjaculation ne signifient pas qu'il n'y a jamais d'éjaculation. Dans un cas comme dans l'autre, des relations sexuelles " normales " sont de temps en temps possibles (1 fois sur 5, sur 10 ou sur 20, par exemple). » Dans le pire des cas, on peut avoir recours aux techniques de reproduction médicalement assistée.

Quant au sexologue, il cherchera à cerner la cause réelle du problème et il suggérera des exercices pour apprendre graduellement à se détendre, à apprécier la relation sexuelle et à se laisser aller à la jouissance.

L'ÉJACULATION RÉTROGRADE

Si c'est un médicament qui en est responsable, le médecin modifiera la prescription. Sinon, l'éjaculation rétrograde est un problème irréversible. En principe, du moins.

« Avant de les opérer, les chirurgiens ont prévenu les hommes qui ont subi une prostatectomie transurétrale pour l'hypertrophie bénigne de la prostate que la chirurgie affecte le mécanisme qui coordonne la fermeture entre la vessie et l'urètre, entraînant ainsi l'éjaculation rétrograde. Comme cela concerne presque toujours des hommes qui ont dépassé 50 ans et qui n'ont généralement plus l'intention de fonder une famille, le fait que leur sperme aille dans la vessie plutôt que de sortir du pénis ne les dérange pas vraiment. »

Toutefois, la situation est différente pour un jeune homme qui a subi une opération pelvienne (une chirurgie pour un cancer des testicules, notamment). Quand il sera prêt à fonder une famille, le médecin pourra lui prescrire un médicament (un alphastimulant). Ce produit a la propriété de fermer temporairement le col de la vessie. Il en prendra pendant la période nécessaire à la conception. Les médecins n'en recommandent pas l'usage à long terme, car il provoque des palpitations cardiaques.

Ces problèmes médicaux ne requièrent habituellement pas l'intervention d'un sexologue.

LA MALADIE DE LA PEYRONIE

Le médecin doit attendre que la maladie ait fini d'évoluer avant d'intervenir, c'est-à-dire de 12 à 18 mois. En attendant, bien des hommes s'inquiètent et cherchent une façon d'arrêter la progression de la déformation. Sur Internet ou dans des magazines, ils peuvent trouver quantité de remèdes « miracles », que ce soit par ultrasons ou à l'aide de pilules ou d'onguents de toutes sortes. En général, rien de cela ne fonctionne.

« Une des solutions potentiellement efficaces est la vitamine E. Comme c'est un antioxydant, elle peut aider à préserver une certaine élasticité du pénis et à diminuer l'importance de la déformation. Il est recommandé d'en prendre un comprimé de 400 UI (unités internationales) par jour. Le patient n'a pas besoin d'aller consulter un médecin pour essayer ce " traitement ". Il peut se le procurer à la pharmacie. Les crèmes à base de vitamine E à appliquer sur le pénis ne sont pas conseillées, car la crème s'absorbe moins bien que les pilules. Prendre les comprimés et appliquer la crème en même temps ne donnera pas de meilleurs résultats. »

Lorsque la période aiguë est terminée, le médecin décide avec le patient de ce qu'il convient de faire, la décision étant basée sur la qualité de vie. Si la verge est presque revenue à la normale et si cela ne nuit pas vraiment aux relations sexuelles, le patient ne voudra sans doute pas subir d'intervention chirurgicale. Par contre, si la courbure est très prononcée, il demandera généralement à être opéré. « L'opération consiste à remettre le pénis droit. Ce n'est pas une chirurgie majeure, le patient rentre chez lui après 24 heures et ce n'est pas aussi douloureux qu'on pourrait le penser, car les méthodes d'anesthésie modernes sont très efficaces. Il pourra recommencer à faire l'amour quatre semaines plus tard. »

Ce qu'il faut savoir, c'est que l'opération raccourcira le pénis d'un ou deux centimètres. C'est inévitable si l'on veut qu'il redevienne droit. Évidemment, le patient en est prévenu et c'est à lui de décider de se faire opérer ou non. « Mais la plupart des hommes jugent que cela vaut mieux que de ne plus pouvoir faire l'amour du tout. » En outre, le chirurgien pratiquera sans doute aussi une circoncision afin de faciliter la guérison de la peau.

« Les médecins ne font que redresser le pénis ; ils n'enlèvent pas la plaque fibreuse (une opération permet de le faire, mais elle est très difficile et risquée pour le pénis du patient, et elle ne donne pas vraiment de meilleurs résultats). Par contre, les hommes dont le bout du pénis était mou en avant de la plaque conserveront ce problème. » Après l'opération, il faut donc traiter ces cas comme les autres cas de trouble de l'érection, notamment par le sildénafil (Viagra). Mais il ne faut pas s'inquiéter : même si la plaque fibreuse reste en place après l'opération, il n'y a pas de risque que la maladie réapparaisse.

Le sexologue pourra intervenir afin d'aider l'homme à accepter sa nouvelle image corporelle et de lui faire comprendre qu'il peut continuer à avoir une sexualité tout aussi satisfaisante.

LE PRIAPISME

Comme on l'a vu au chapitre 3, le priapisme est un cas d'urgence. Si cela fait au moins quatre heures qu'on est en érection, il faut immédiatement aller à l'urgence. « Pour supprimer l'érection, on essaie d'abord de pomper du sang dans le pénis à l'aide d'une aiguille. Si cela ne suffit pas, on injecte un antidote dans le pénis (de l'adrénaline ou de l'épinéphrine), qui contractera les muscles péniens afin de faire refluer le sang dans l'organisme. Dans un cas comme dans l'autre, l'érection disparaît presque immédiatement. Si jamais cela ne marchait pas, on opérerait d'urgence pour drainer le sang. »

Il arrive que l'on garde le patient en observation pendant 24 heures, mais, en général, on le laisse rentrer chez lui. Le médecin voudra sans doute le revoir après quelques semaines pour s'assurer que tout est rentré dans l'ordre. L'intervention du psychologue n'est pas nécessaire.

Si le patient attend plus de quatre heures pour consulter, l'accumulation de sang dans la verge risque de provoquer la formation d'un caillot impossible à dissoudre. Les médecins parviendront à supprimer l'érection, mais les dommages aux tissus du pénis seront irréversibles. L'homme ne pourra plus jamais avoir d'érections normales (seuls les implants péniens pourront alors l'aider).

LES TROUBLES DU DÉSIR

Si le trouble s'explique par un problème de santé (anémie, diabète, hypogonadisme, etc.), le médecin prescrit des médicaments pour soigner la maladie et tout devrait rentrer dans l'ordre. Si c'est une question de consommation d'alcool ou de drogue, on pourra tenter d'aider le patient à venir à bout de sa dépendance. Si c'est un médicament qui en est responsable, le médecin changera la prescription.

« Mais, autrement, ce sont des cas où l'aspect psychologique est très important et le mieux que le médecin puisse faire pour son patient, c'est de l'adresser à un sexologue », dit le Dr McCormack.

Chez le sexologue, l'évaluation sera particulièrement laborieuse, car les raisons qui peuvent avoir entraîné un trouble du désir sont multiples : arrivée d'un premier enfant, mésentente dans le couple, frustration sexuelle, monotonie, etc. Plusieurs pistes de traitement seront donc explorées dans le chapitre suivant.

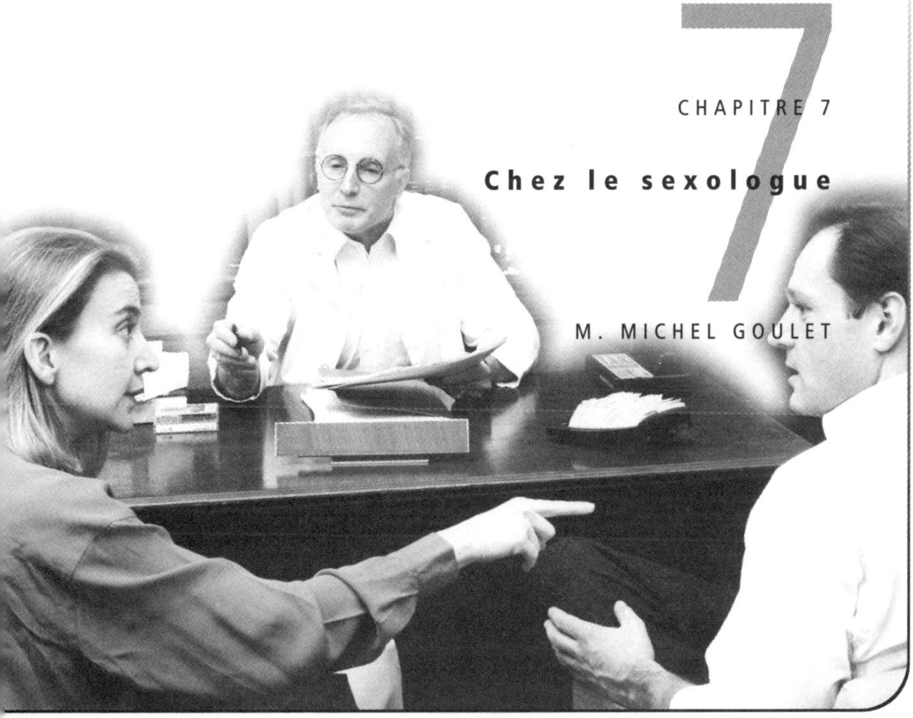

CHAPITRE 7

Chez le sexologue

M. MICHEL GOULET

POURQUOI ALLER CHEZ LE SEXOLOGUE ?

Reconnue depuis une trentaine d'années à peine, la sexologie se définit comme la science qui étudie la sexualité et ses problèmes. « Notre rôle est d'aider les gens à trouver ou à retrouver une sexualité satisfaisante, à les accompagner dans cette démarche et à leur fournir des outils pour y arriver. Évidemment, la sexothérapie comporte beaucoup d'éléments de psychothérapie, car on tient compte de toutes les facettes de la personnalité », indique M. Goulet.

Il est possible de consulter un sexologue en prenant directement rendez-vous avec lui. Cependant, après évaluation, ce dernier peut suggérer au patient d'aller voir son médecin s'il pense que le trouble sexuel a des causes physiques. En fait, il est sans doute préférable de commencer la démarche par une consultation médicale.

Lorsqu'un médecin adresse son patient à un sexologue (ses services ne sont pas gratuits, mais certaines assurances les remboursent), c'est qu'il soupçonne qu'il y a des causes psychologiques au trouble sexuel. Ou bien, il estime que le sexologue peut aider le patient – et le couple – à surmonter et à régler un problème d'origine physique ou à apprendre à vivre avec (dans le cas d'un homme paralysé qui n'est plus capable d'avoir d'érections comme avant, par exemple). Le sexologue peut apporter son soutien pour l'ensemble des troubles sexuels : dysfonctionnement érectile, trouble de l'éjaculation, trouble du désir et tout autre problème psychologique qui a un impact sur la vie sexuelle, comme l'anxiété de performance.

« Même s'ils sont un peu moins gênés de nos jours, les hommes éprouvent toujours de l'appréhension à parler de leur sexualité parce qu'il s'agit de leur intimité ou parce qu'ils ont peur d'être jugés.

COMMENT CHOISIR UN SEXOLOGUE ?

Au Canada, il n'y a qu'au Québec que l'on trouve une formation universitaire en sexologie (elle existe depuis 1975 exclusivement à l'Université du Québec à Montréal, UQAM). Pourquoi ? Il semble que ce soit une question de conception de la sexualité humaine.

Dans cette province, seuls les sexologues (que l'on appelle aussi sexothérapeutes) qui ont une maîtrise avec option counselling sont aptes à entreprendre des thérapies sexuelles avec des patients. On doit donc vérifier leur formation.

Dans les autres provinces, plusieurs psychologues et travailleurs sociaux font aussi de la thérapie sexuelle. Ils utilisent pratiquement les mêmes outils que les sexologues (d'ailleurs, on les appelle aussi des sexologues). Il est conseillé de choisir un psychologue ou un travailleur social ayant une maîtrise, car il a reçu une formation en psychothérapie.

C'est une pudeur normale. Cependant, il faut bien comprendre que le sexologue a entendu des milliers d'histoires et qu'il est là pour aider, pas pour juger. Plus on hésite et attend, plus le problème risque de prendre de l'ampleur. »

Partout au Canada, on trouve aussi des médecins sexologues. Ce sont des médecins qui ont reçu une formation approfondie en matière de sexualité et de troubles sexuels. Habituellement, ils n'ont pas le temps de faire de la sexothérapie. Ils sont plutôt responsables de l'évaluation médicale et du traitement médical, le cas échéant. Mais il est possible d'en trouver qui font les deux !

Enfin, vaut-il mieux choisir un homme ou une femme ? C'est une question personnelle. En tout cas, il ne faut pas hésiter à changer de sexologue si on n'arrive pas à se sentir à l'aise en sa présence.

■ RENCONTRER LE SEXOLOGUE À DEUX, C'EST MIEUX !

La première rencontre chez le sexologue dure environ une heure. Par une simple entrevue, elle a pour but de faire une évaluation complète de la situation (des questionnaires peuvent parfois être utilisés, notamment pour détecter la présence d'une dépression). La plupart du temps, à moins qu'il ne s'agisse d'un homme seul, le sexologue demandera à ce que le ou la conjointe soit également là et il peut se réserver quelques minutes à part avec l'un et avec l'autre. « La présence du conjoint peut nous en apprendre beaucoup sur la qualité de la relation de couple, explique M. Goulet. Cette personne a sans doute elle-même des questions à poser. En outre, d'habitude, le ou la partenaire dramatise moins et a une perception plus adéquate du problème étant donné qu'il ou elle a un peu plus de recul. »

Depuis quand le trouble sexuel est-il apparu ? S'agit-il d'un problème intermittent ou toujours présent ? Y a-t-il un événement particulier qui puisse l'expliquer ? Est-ce que le problème se manifestait avec les autres partenaires ? La relation conjugale est-elle harmonieuse ? Moins qu'avant ? Les conjoints font-ils encore l'amour ? À quelle fréquence ? La relation sexuelle est-elle insatisfaisante pour les deux personnes ? Sont-ils tous les deux capables d'en parler ? Est-ce que le trouble sexuel crée des tensions ? Etc.

« Souvent, les réponses sont différentes des deux côtés et c'est pourquoi, pour une meilleure intervention, il est toujours pertinent de faire participer le ou la partenaire au bilan sexuel. Toutefois, et c'est une question de pudeur, cela dérange certains hommes. On remarque que beaucoup de patients préfèrent venir seuls à la première rencontre, à moins qu'il ne s'agisse vraiment d'un problème de couple déjà identifié (comme une baisse du désir sexuel attribuable à une difficulté à gérer les conflits). C'est légitime, mais il faut prendre conscience que le problème sexuel a un impact sur le couple et que c'est en l'affrontant ensemble qu'on préservera la relation. »

En effet, le trouble sexuel peut finir par détériorer les liens du couple. Par exemple, en plus de l'impact sur la confiance en soi que peut avoir le dysfonctionnement érectile ou l'éjaculation précoce (« je ne suis plus bon

LES TEMPS ONT BIEN CHANGÉ !

La clientèle des sexologues a bien changé depuis 30 ans.

Dans les années 1970, les ressources en matière de sexologie étaient plutôt limitées à cause des valeurs morales encore très strictes et des nombreux tabous. Les gens qui allaient voir le sexologue le faisaient souvent parce qu'ils avaient besoin d'éducation ou d'information. Par exemple, les consultations pouvaient porter sur la conception, sur les sources de plaisir sexuel ou sur la méconnaissance du fonctionnement sexuel de la femme ou de l'homme.

De nos jours, ce n'est plus du tout cela. On a facilement accès à une quantité d'information – livres, émissions de télévision, Internet, articles, etc. –, de sorte que les sexologues reçoivent de moins en moins des gens en quête d'une simple éducation. Les cas sont maintenant plus complexes et vont plus loin dans l'analyse. Pour les sexologues, le défi est d'autant plus stimulant !

à rien au lit», «je ne vaux plus la peine qu'on m'aime», «elle va se désintéresser de moi»), le problème peut inquiéter le conjoint («il ne me désire plus», «il veut que ça finisse au plus vite», «il va sûrement voir ailleurs») et créer des tensions palpables («tu ne veux plus jamais faire l'amour», «tu n'es plus un vrai homme», «tu es vraiment le champion de la vitesse!»).

Ce genre de réaction est malheureusement fréquent et il ne fait qu'empirer les choses. À la longue, l'homme risque fort de se replier sur lui-même, de se retirer de la relation de couple (en cessant de communiquer et de démontrer de l'affection) et de s'investir dans le travail pour oublier le reste et, parfois même, de s'isoler socialement. Certains sombrent dans la dépression. Quant au couple, il peut glisser vers la rupture sans vraiment se rendre compte que le problème était d'ordre sexuel.

■ ENTREPRENDRE UNE SEXOTHÉRAPIE

Après avoir fait l'évaluation de la situation, le sexologue recommandera sans doute une sexothérapie (aussi appelée thérapie sexuelle). De quoi s'agit-il au juste? «C'est une démarche clinique où le sexothérapeute met à la disposition de ses patients et des couples différentes approches qui leur permettront de trouver des solutions à leurs difficultés sexuelles.»

Et quelles sont donc ces approches thérapeutiques? «Il y en a quatre qui sont pratiquées par les différents professionnels de la santé sexuelle: l'approche cognitivo-comportementale (la plus courante), l'approche systémique, la sexoanalyse et l'approche existentielle-humaniste. Aucune n'est meilleure que l'autre, toutes s'adaptent à différentes situations. D'ailleurs, on peut intégrer plusieurs approches pour mieux aider le patient. La sexothérapie peut durer de 15 à 30 semaines, à raison d'une rencontre hebdomadaire (ce qui est l'idéal pour obtenir des résultats optimaux). Les traitements qui dépassent un an sont rares et ils concernent d'habitude des traumatismes psychologiques ou des troubles sexuels profonds.»

Il est intéressant de noter que la sexothérapie a été introduite il y a à peine 30 ans par les célèbres chercheurs américains Masters et Johnson. La médecine sexuelle a alors fait un bond prodigieux, passant de l'âge préhistorique à l'ère moderne d'un seul coup. En effet, avant la sexothérapie, les gens qui souffraient de troubles sexuels devaient, la plupart du temps, se résigner à vivre en permanence avec leurs problèmes. En fait, les quelques outils qui existaient (comme la thérapie conjugale) ne donnaient que de piètres résultats, car ils n'allaient pas aussi loin dans l'aspect sexuel. Il faut dire aussi que les connaissances sur la sexualité humaine n'étaient pas aussi avancées qu'aujourd'hui !

« Cependant, la sexothérapie n'est pas toujours indiquée. Si le patient n'a pas une très bonne santé mentale – s'il souffre d'une dépression majeure, par exemple –, ce n'est pas le moment d'entreprendre une telle démarche. Il vaut mieux qu'il soit d'abord suivi par un psychiatre ou un psychologue. Il sera toujours possible d'entreprendre une sexothérapie en parallèle. La sexothérapie n'est pas toujours indiquée non plus pour les couples chez qui règne une peur profonde de l'autre et où l'union semble brisée. Dans leur cas, le trouble sexuel n'est pas leur principal problème (le sexologue

PAS D'ARGENT POUR UNE THÉRAPIE SEXUELLE ?

Que peuvent faire les gens qui n'ont pas les moyens financiers d'entreprendre une thérapie sexuelle ?

Ils peuvent s'informer pour trouver une clinique, un CLSC ou un hôpital de leur région qui reçoit des stagiaires. Des stagiaires en sexologie, en travail social ou en psychologie peuvent donner de très bons services, et ce, gratuitement ou presque.

Sinon, ils peuvent tenter de trouver un professionnel de la santé qui serait prêt à accepter de les prendre à tarif réduit. Le médecin de famille peut également les aider à trouver quelqu'un.

peut décider d'adresser le couple à un autre professionnel de la santé). »

Tout comme lors de l'investigation, la participation du conjoint à la sexothérapie est un gage de succès (à moins, bien sûr, qu'il ne s'agisse d'un célibataire qui désire régler son problème d'éjaculation précoce, par exemple). Pourquoi ? Parce qu'il est plus facile de régler ainsi les conflits qui pourraient survenir en cours de thérapie et parce qu'on peut vérifier s'il y a « sabotage » conscient ou inconscient de part et d'autre. Par exemple, il peut arriver que l'un des partenaires soit de mauvaise foi ou refuse de participer parce qu'il est très en colère contre l'autre ou qu'inconsciemment l'un des conjoints bloque la thérapie parce qu'il craint de changer la dynamique du couple.

Il n'est pas nécessaire que l'autre personne soit présente à chacune des rencontres, mais son implication est fortement souhaitée, surtout lorsque le couple a de la difficulté à communiquer. Pour qu'ils comprennent la même chose, pour qu'ils reçoivent la même information, il vaut mieux qu'ils soient là tous les deux la plupart du temps. « En fait, ce qui se rend à la maison n'est pas toujours exactement ce qu'a dit le sexologue ! Les messages peuvent parfois être drôlement transformés. J'ai eu des patients qui sont allés dire à leur conjointe que le sexologue leur avait " prescrit " trois relations sexuelles par semaine, alors qu'en fait c'est eux qui voulaient faire l'amour trois fois par semaine ! », raconte M. Goulet en riant.

■ L'APPROCHE COGNITIVO-COMPORTEMENTALE

Cette approche met l'accent sur les pensées négatives que la personne entretient à l'égard de sa sexualité et qui l'amènent à vivre avec certaines émotions négatives, lesquelles peuvent être responsables de troubles sexuels. « On peut faire une comparaison avec une personne qui, sans trop s'en rendre compte, percevrait le monde comme à travers des lunettes un peu teintées. Le fait de prendre conscience de cela pourrait l'amener à regarder par-dessus ses lunettes et à voir le monde autrement. »

Par exemple, il peut s'agir d'un homme qui souffre de dysfonctionnement érectile à cause de son diabète et qui en vient à craindre de faire l'amour avec sa femme parce qu'il est convaincu de ne pas pouvoir la satisfaire. Ces pensées négatives refroidissent son ardeur et « paralysent » ses capacités sexuelles, de sorte qu'en fin de compte il n'est plus capable d'avoir d'érections satisfaisantes, ce qui ne fait qu'aggraver son problème. L'approche cognitivo-comportementale se propose de briser le cercle vicieux entretenu par la peur en modifiant ou en assouplissant les pensées négatives. « On amènera le patient à identifier clairement ses pensées au moment de la relation sexuelle (du genre : " Ça ne marchera pas ! ") afin de travailler à les désamorcer. On vérifiera aussi la perception de son épouse ; peut-être juge-t-elle les performances de son mari tout à fait acceptables ! L'homme pourrait apprendre à devenir moins exigeant envers lui-même et à voir la sexualité autrement qu'en fonction de la seule pénétration. »

« L'approche cognitivo-comportementale peut également servir à traiter un homme à qui le médecin voudrait prescrire du sildénafil (Viagra), mais qui le refuse parce qu'il déteste prendre des médicaments quels qu'ils soient. Peut-être dira-t-il aussi que cela lui donne l'impression d'être vraiment " fini " en tant que mâle. La sexothérapie peut l'aider à changer ses fausses perceptions. Ainsi, le sexologue peut demander au médecin de prescrire le médicament (seuls les médecins ont le droit de prescrire). De son côté, il aidera le patient à intégrer le Viagra dans sa vie sexuelle en désamorçant ses pensées négatives à l'égard du produit. Au cours de la thérapie sexuelle, le patient peut aussi apprendre à trouver d'autres sources de plaisir sexuel (les caresses, la masturbation, etc.) pour en venir à prendre le médicament moins souvent ou moins longtemps. »

Un autre exemple est celui de l'homme qui n'a plus vraiment envie de faire l'amour, mais sans trop comprendre pourquoi puisqu'il affirme aimer sa conjointe. « En cours de thérapie, on s'apercevra peut-être que c'est un homme qui a toujours eu peur d'être rejeté et qu'il a de plus en plus manqué d'assurance au fil des années.

Par crainte d'être abandonné par sa compagne, il évite tout comportement intime qui pourrait lui rappeler ce qu'il pourrait perdre. Sa peur du rejet paralyse donc l'accès au plaisir. Il peut aussi s'agir d'un homme qui vient de fonder une famille et pour qui, à un niveau inconscient, sa conjointe est maintenant devenue moins une amante qu'une mère, c'est-à-dire une personne éloignée de la sexualité et plus proche de la vertu. » Dans les deux cas, le sexologue aidera à ramener son patient à une juste réalité.

« Toutefois, si on se rend compte que la baisse de désir est plutôt liée à une mauvaise communication dans le couple, à de la monotonie ou à de la difficulté à gérer les conflits par rapport aux enfants, par exemple, le sexologue orientera sa démarche vers une approche systémique », explique M. Goulet en soulignant que les troubles du désir sont un des problèmes sexuels les plus difficiles à traiter, car ils sont extrêmement complexes.

■ L'APPROCHE SYSTÉMIQUE

Il s'agit ici d'une approche de couple, où l'on considère que le trouble sexuel n'appartient pas seulement à l'homme, mais qu'il est partagé par les conjoints. Autrement dit, on entre dans l'approche systémique à partir du moment où les gens veulent « travailler » sur leur couple, un peu comme pourraient le faire les thérapeutes conjugaux. Il s'agira donc de comprendre l'interaction du couple et ses effets sur sa vie sexuelle. Le sexologue pourra alors utiliser des outils (de communication, surtout) qui permettront d'aplanir les difficultés et de rendre la relation plus harmonieuse, moins compliquée.

Par exemple, il peut s'agir d'un homme de 55 ans remarié à une jeune femme de 30 ans. Elle veut des enfants ; lui n'en veut pas, mais il n'ose pas le lui avouer. Il s'ensuit, avec le temps, un trouble de l'érection qui est directement rattaché à la crainte d'avoir d'autres enfants. Le sexologue fera d'abord en sorte de bien mettre en lumière les appréhensions de l'homme et de clarifier sa position (pour cela, il peut privilégier quelques rencontres individuelles). Ensuite, il l'aidera à s'ouvrir à sa compagne afin de lui exprimer son point de vue. Cette dernière devra donc faire ses choix et prendre les décisions qui s'imposent.

On peut aussi aider un homme paralysé des membres inférieurs à la suite d'un accident (ce qu'on appelle un blessé médullaire) à s'adapter à sa nouvelle réalité sexuelle. Car, même si certains traitements permettent de retrouver des érections, rien n'est plus pareil. Le sexologue apprendra au couple à utiliser les sens, à prendre plaisir aux caresses, à recourir aux fantasmes, etc. « L'organe sexuel le plus important, c'est le cerveau ! Le fait de se concentrer sur les autres parties du corps qui donnent des sensations peut entraîner des expériences fort plaisantes. Les gens se rendent compte que la sexualité peut revêtir différentes formes et qu'elle peut devenir plus satisfaisante. »

« Par ailleurs, de nombreux hommes que nous recevons souffrent d'éjaculation précoce. Bien souvent, ils donnent comme explication qu'ils ont une espèce d'hypersensibilité du pénis (les scientifiques tentent de mieux documenter ce phénomène encore méconnu). Il s'agira donc de prescrire au couple des exercices qui amèneront l'homme à être à l'aise avec les sensations érotiques. Pour commencer, cela peut être des exercices de plaisir non génital qui évolueront graduellement vers une pénétration sans trop de mouvements et, par la suite, vers une pénétration plus rythmée. En fin de compte, l'homme aura appris à moduler son excitation sexuelle. C'est-à-dire qu'il aura appris à y prendre plaisir sans que cela déclenche le réflexe d'éjaculation », commente M. Goulet en ajoutant que l'éjaculation précoce est l'un des troubles sexuels qui se traitent le mieux en thérapie sexuelle (de 80 % à 95 % des cas semblent trouver une solution à leur problème). « Il faut savoir que les traditionnels exercices pour retarder l'éjaculation (la technique arrêt-départ, la compression du pénis et la stratégie de distraction) sont surtout frustrants; car, même s'ils sont bien connus de tout le monde, leur efficacité laisse à désirer. »

LA SEXOANALYSE

La sexoanalyse est une forme de thérapie élaborée il y a une vingtaine d'années par M. Claude Crépault, professeur à l'Université du Québec à Montréal, et à laquelle encore trop peu de sexologues sont formés. Certains la comparent à la psychanalyse parce qu'elle a pour objectif la compréhension des problèmes sexuels à partir de l'analyse des fantasmes érotiques. Dans cette approche, le sexologue s'emploiera à modifier l'imaginaire érotique problématique pour résoudre les troubles sexuels.

« Selon la sexoanalyse, les problèmes sexuels peuvent provenir de conflits internes non résolus dans l'histoire personnelle du patient. Par exemple, certains hommes ont subi des traumatismes dans leur jeunesse, lesquels ont marqué leur sexualité. Cela peut avoir été des abus sexuels, une attitude fermée des parents envers la sexualité, un père ou une mère dominateurs qui ont empêché l'affirmation de la masculinité de leur fils, etc. Entré dans la vie adulte, l'homme peut éprouver des difficultés à s'affirmer, à se laisser aller dans sa sexualité et il risque même de douter de sa masculinité. »

La sexoanalyse (qui, contrairement aux autres approches, est une démarche individuelle) tente de résoudre ces conflits intérieurs par un travail sur l'imaginaire du patient. « En fait, c'est un travail qui vise le rétablissement de la santé sexuelle par les fantasmes. On invite le patient à raconter ses fantasmes afin de pouvoir les décoder et corriger la difficulté qui se cache derrière. Un peu comme pourrait le faire la psychanalyse en analysant les rêves », explique M. Goulet.

L'APPROCHE EXISTENTIELLE-HUMANISTE

Ce type de démarche s'intéresse à la perception de la personne à l'égard de ses difficultés sexuelles et non pas aux apparences ou aux jugements des autres. Le patient est encouragé à prendre contact avec toute sa personne et, surtout, avec le monde de ses émotions. En somme, c'est à travers la connaissance de soi que l'on parvient à recentrer sa sexualité dans sa vie. Bien qu'elle puisse être utile pour tous les types de troubles sexuels, notamment dans le cas de troubles du désir, cette approche convient tout particulièrement aux personnes qui ont des problèmes d'identité sexuelle (comme les transsexuels).

« Ainsi, l'approche existentielle-humaniste permettra d'accompagner le patient transsexuel dans sa démarche vers la chirurgie. Ou, au contraire, en l'amenant à définir son identité sexuelle, la personne comprendra peut-être qu'elle ne veut pas subir d'opération chirurgicale pour changer de sexe. C'est une approche qui est aussi utilisée chez les hommes qui doutent de leur masculinité et qui doivent apprendre à s'affirmer davantage pour jouir pleinement de

LE VIAGRA N'EST PAS TOUT !

Lorsque le sildénafil (Viagra) a fait son apparition au Canada, en 1999, des sexologues ont cru qu'un médicament capable d'agir sur l'érection allait mettre la sexothérapie au rancart. Erreur !

Aujourd'hui, les hommes vont voir le sexologue avec leurs comprimés. Ils ont pris conscience que si le médicament agissait sur le plan physiologique, il ne réglait pas les pannes de désir, les problèmes de relations interpersonnelles, d'usure du couple ou de monotonie. Ils ont aussi compris qu'une sexothérapie revenait moins cher qu'une prescription de Viagra à vie !

Les hommes se rendent compte que le sexe n'est pas une simple question de mécanique. Que l'éducation, les valeurs, le désir et le sentiment amoureux, la satisfaction de la vie personnelle et la façon d'aborder la vie font partie de cette chimie complexe et encore mystérieuse qu'est la sexualité.

En outre, on remarque que la clientèle des sexologues est de plus en plus jeune. Il leur arrive souvent de recevoir des hommes dans la vingtaine et la trentaine. L'arrivée du Viagra a fait tomber d'importantes barrières – pudeur, tabous – et les hommes sont davantage à l'aise pour parler de ce qui ne va pas sur le plan sexuel.

leur vie sexuelle. Les outils utilisés pour y parvenir ressemblent beaucoup à ceux de la psychothérapie. »

EST-CE QUE LA SEXOTHÉRAPIE EST TOUJOURS EFFICACE ?

Il est difficile de définir un pourcentage précis de réussite, mais la majorité des couples qui sont soumis à la sexothérapie trouvent une solution à leurs problèmes. Néanmoins, il arrive que cela échoue. En fait, tout dépend surtout de l'attitude et de la réceptivité du patient d'abord, puis du couple. Un homme qui vient voir le sexologue à reculons – parce qu'on lui a donné un ultimatum, par exemple – et qui ne baisse pas sa garde a bien peu de chances de tirer profit de ces rencontres. Il vaut mieux alors évaluer ses véritables motivations et décider de ce qu'on va faire ensuite (revenir dans quelque temps ou carrément abandonner, avec toutes les conséquences que cela impliquera pour le couple). Souvent, certaines personnes refusent de voir la composante psychologique de leur problème parce que cela touche trop à leur moi profond.

« En outre, la sexualité n'est pas seulement une question de corps et d'émotion. Elle fait partie intégrante de la personnalité. Par conséquent, un homme qui, de façon générale, met beaucoup de temps à faire des changements dans sa vie (par exemple, qui décide de changer d'emploi, mais qui met trois ans à sauter le pas, qui veut cesser de fumer, mais qui ne parvient pas à écraser sa dernière cigarette) risque d'avoir des difficultés à modifier sa vie sexuelle insatisfaisante. »

Il arrive aussi que le trouble sexuel cimente le couple. Cela vous surprend ? Eh bien, il semble que ce soit beaucoup plus fréquent qu'on ne le pense ! Certaines unions, usées par la routine, la mésentente et l'éloignement affectif, n'ont presque plus rien en commun, sauf le trouble sexuel. Pour ces conjoints, c'est devenu le seul terrain de discussion. Au fond d'eux-mêmes, ils ont conscience que le fait de régler le problème changera la dynamique du couple, voire signifiera la fin de leur union. Si l'un des deux partenaires n'est pas prêt à y faire face (par exemple, une femme qui ne veut pas vraiment régler le problème parce que cela lui donne un moyen de contrôle sur son mari), il peut s'appliquer – inconsciemment ou non – à saboter la sexothérapie.

« Parfois, la thérapie sexuelle agit comme un révélateur. Les conjoints finissent par se rendre compte qu'ils n'ont plus de centres d'intérêt communs pour rechercher une solution au trouble sexuel et le couple se défait. Heureusement, c'est très rare. Au contraire, la sexothérapie, surtout lorsqu'elle implique les deux partenaires, permet de se rallier à un objectif commun : l'amélioration de la satisfaction sexuelle, gratifiée d'une meilleure communication », conclut M. Goulet.

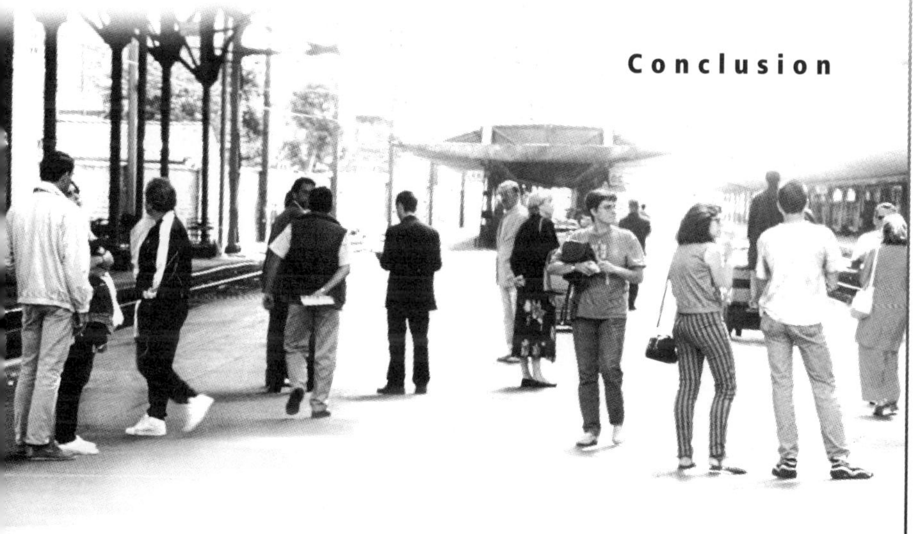

Conclusion

COMMENT CONCLURE UN LIVRE SUR LA SANTÉ SEXUELLE DE L'HOMME ?

En parlant de prévention, sans doute. Parce qu'il est possible de prévenir l'ensemble des problèmes sexuels masculins, du moins en partie, et même parfois de les régler en éliminant les facteurs de risque modifiables.

Ainsi, les fumeurs devraient cesser de fumer et les hommes obèses auraient vraiment avantage à perdre du poids en adoptant une alimentation saine et en pratiquant régulièrement une activité physique qu'ils aiment. D'ailleurs, cela aiderait aussi ceux qui ont un taux élevé de cholestérol ou qui sont atteints de diabète. Qui plus est, en menant le plus possible une vie équilibrée, c'est-à-dire en partageant leur temps entre le travail, la vie familiale et les activités de loisirs, les hommes prendraient soin de leur cœur, de leur santé psychologique et de leur couple. C'est ce qui s'appelle faire d'une pierre trois coups !

Par ailleurs, les hommes ne doivent pas hésiter à consulter un médecin ou un sexologue en cas de besoin. Ces professionnels de la santé ont tous les outils nécessaires pour les aider. La gêne n'a aucune raison d'être !

Voilà ! Vous savez tout, ou presque, de la sexualité masculine et de ses problèmes. Espérons que ce livre vous aura aidé à mieux vous connaître et, le cas échéant, à retrouver une sexualité satisfaisante.